소설처럼 재미있게 읽는
영양학 강의

[주의사항] 책의 정보에 대해

집필자, 감수자, 편집자, 출판사는 출판 시 최신 정보를 근거로 정확한 내용을 전달하기 위해 최선을 다했습니다. 그러나 과학, 의학, 의료의 발전에 따라 정의와 개념, 기술의 조작 방법, 진료 방침 등이 바뀌어 책을 읽는 시점에는 기재된 내용이 정확하거나 완전하지 않을 수 있습니다. 또한 책에 기재된 기업명·상품명, URL 등의 정보가 예고 없이 변경될 수 있습니다. 독자 여러분의 너른 양해 부탁드립니다.

〈일러두기〉

1. 이 책의 내용은 원서가 출간된 일본으로 기준으로 합니다. 식품, 영양 지침, 기준 등은 한국과 다를 수 있습니다.

소설처럼
재미있게 읽는

영양학
강의

나카무라 데이지 지음
김동연 옮김

시그마북스
Sigma Books

소설처럼 재미있게 읽는
영양학 강의

발행일 2025년 9월 10일 초판 1쇄 발행
지은이 나카무라 데이지
옮긴이 김동연
발행인 강학경
발행처 시그마북스
마케팅 정제용
에디터 최연정, 최윤정, 양수진
디자인 김문배, 강경희, 정민애

등록번호 제10-965호
주소 서울특별시 영등포구 양평로 22길 21 선유도코오롱디지털타워 A402호
전자우편 sigmabooks@spress.co.kr
홈페이지 http://www.sigmabooks.co.kr
전화 (02) 2062-5288~9
팩시밀리 (02) 323-4197
ISBN 979-11-6862-401-6 (03510)

「小説みたいに楽しく読める栄養学講義」中村丁次/著
Copyright ⓒ 2025 by YODOSHA,CO.,LTD.
All rights reserved.
Original Japanese edition published in 2025 by YODOSHA,CO.,LTD.

이 책의 한국어판 저작권은 (주)엔터스코리아를 통해 저작권자와 독점 계약한 시그마북스에 있습니다.
저작권법에 의하여 한국 내에서 보호를 받는 저작물이므로 무단전재와 무단복제를 금합니다.

파본은 구매하신 서점에서 교환해드립니다.

* **시그마북스** 는 (주)**시그마프레스**의 단행본 브랜드입니다.

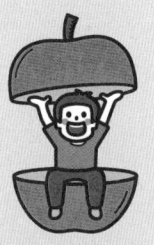

> 들어가며

밥을 먹으면 바보가 된다?

초등학교에 다니던 어느 날, 수업 전에 선생님이 뜬금없이 아이들에게 던졌던 질문을 지금도 기억합니다.

"모두 눈을 감아봐. 오늘 아침에 빵 먹은 사람?"

무슨 영문인지도 모른 채 나는 손을 들었습니다. 선생님은 손을 든 아이들의 수를 세더니 '역시 그렇구나'라고 혼잣말을 내뱉고는 바로 수업을 시작했습니다. 그 질문의 의도가 무엇이었는지 몹시 궁금했지요.

1960년대에 일본에서 베스트셀러가 된 한 책이 있습니다. 게이오대학 의학부의 생리학 교수 하야시 다카시가 쓴 『머리가 좋아지는 책』(국내 미출간)입니다. 그는 대뇌생리학 관점에서 지능은 대뇌 활성도에 따라 결정되고, 여기에는 단백질, 특히 아미노산이 중요한 역할을 한다면서 당질로만 구성된 쌀을 주식으로 하는 일본인은 대뇌 활성도가 낮을 수밖에 없다고 주장했습니다. 이 말이 과장되어 '밥을 먹으면 바보가 된다'는 소문이 돌았고, 빵을 먹는 식습관이 우월하다는 인식이 퍼졌습니다. 그뿐만 아니라 일본이 전쟁에서 패한 이유도 영양가가 낮은 밥을 먹었기 때문이라고 생각하는 사람마저 생겨났습니다.

초등학생 시절 경험했던 기이한 질문은 아마도 이 가설을 믿었던 선생님이 학급 아이들을 대상으로 확인해보고 싶었던 것이겠지요. 나중에 누가 손을 들었는지 실눈을 뜨고 훔쳐보았던 친구가 약 50명의 학생 중에서 3~4명이 손을 들었다고 하면서 구체적인 이름까지 알려주었습니다. 실제로 나를 제외하고는 평소 비교적 활발하고 성적이 우수한 학생들이었습니다. 현대 영양학에도 영양이 부족한 아이들의 체격이나 학습 능력이 뒤떨어진다는 데이터는 있지만, 밥보다 빵이 대뇌를 더 활성화한다는 데이터나 근거는 없습니다. 우리 집에서 아침에 빵을 먹었던 이유는 하와이로 이민 간 친척이 전쟁 후에 가난한 생활을 하던 우리에게 커피와 그래뉴러당, 옷 등을 보내주었기 때문이었고, 나는 공부하기를 싫어해서 성적이 좋지 못했습니다.

일본인이 빵 식사를 도입한 계기

뇌와 신경계 대사에 영양 상태가 관여한다는 말은 틀린 주장이 아닙니다. 이 점은 제2차 세계대전 중에 미네소타대학에서 앤셀 키스가 중심이 되어 실시한 '미네소타 기아 실험'을 보아도 분명합니다. 이 실험은 병역 면제를 조건으로 응모한 36명의 건강한 청년이 참가하여 1944년부터 진행되었습니다. 일반적인 식사량의 절반(약 1,570kcal)으로 6개월 동안 실험을 진행한 결과, 모든 참가자의 체중이 25% 이상 감소했습니다. 더불어 빈혈, 피로, 권태감, 극도의 무력감을 호소했고, 동시에 과민성 반응, 초조감, 우울증, 집중력 저하 등의 신경학적 결손도 보였습니다. 하지만 이를 빵과 밥의 차이로 결론짓기에는 무리가 있습니다. 빵이 주식인 서양인에게도 밥이 주식인 일본인에게도 저영양과 과영양은 존재하며, 전반적인 영양 상태를 한정된 식품만으로 비교할 수는 없습니다.

애초에 일본인이 일상적으로 빵을 먹게 된 까닭은 전후의 쌀 부족 상황에서 수입 밀가루를 주식으로 선택할 수밖에 없었기 때문입니다. 당시는 B-29 폭격으로 일본이 초토화되었고, 농업 기반 역시 파괴되어 식량난이 심각한 상태였습니다.

1954년에는 '미국 잉여 농산물 도입에 따른 시장 개척 비용 용도' 조사단이 일본에 방문했습니다. 당시 미국은 농업 기술 개혁으로 식량이 증산되어 수출 대상을 찾고 있었습니다. 처음에 일본 측은 전통적인 식습관인 밥을 빵으로 전환하기는 곤란하다고 주장했습니다. 하지만 여러 차례의 협상 끝에 수입 식료품 대금 일부에 선전 및 보급 비용을 포함하는 조건으로 합의에 이르게 되었지요. 실제 일본은 그 대금으로 강습회를 열었고, 푸드트럭(조리 시연 기능을 갖춘 영양 교육용 차량)을 구입하여 전국적인 식생활 개선 운동을 펼쳤습니다.

영양학을 올바르게 배워야 할 필요성

영양사와 식생활개선보급원 등을 주축으로 수입 식료품 활용법을 포함한 영양 교육이 시작되었고, 한편에서는 학교와 병원 급식에 빵이 도입되었습니다. 이를 계기로 서양식이 일본에 보급되었지요.

빵을 주식으로 하는 식사 형태는 미국의 식량 정책 틀 안으로 일본인을 편입시키기 위한 장기적인 전략이었다는 의견도 있습니다. 하지만 당시 일본은 식량이 절대적으로 부족한 상황이었고, 1942년에 제정된 〈식량관리법〉은 이미 그 기능을 상실한 상태였습니다. 한 예로 1947년에 도쿄지방재판소의 야마구치 요시타다 판사가 법을 지키겠다는 정의감에서 불법으로 유통되는 쌀을 거부하다가 결국 영양 결핍증으로 사망하는 충격적인 사건이 발생했고, 이 뉴스는 당시 사회에 큰 파장을 불러일으켰습니다.

일본은 미국의 '식량 정책'을 식량의 안정적인 공급에 머물지 않고, 일본인에게 부족했던 에너지, 단백질, 지방, 비타민, 미네랄 등을 공급하는 방안으로 활용하여 균형 잡힌 식사를 만들려고 노력했습니다. 말하자면 '식량 정책'을 '영양 정책'으로 전환한 것이지요. 그 결과 일본인의 체격과 체력이 증진되었고, 이후 고도 경제 성장기에 과영양과 비만, 비감염성 질환 증가에 제동을 거는 역할을 하면서 일본을 세계 제일의 장수 국가로 만드는 데 기여했습니다. 이는 국제적으로 드문 사례입니다. 나는 이를 '저팬 뉴트리션'이라고 부르면서 영양의 중요성과 영양학에 대한 올바른 이해의 필요성을 전 세계에 알리고 있습니다.

차례

들어가며 6

제1장 영양학이란

영양·영양학이란 무엇인가 18

영양학의 역사 21

인체의 구성과 영양 26

세포·유전자와 영양 30

음식의 성분과 영양 32

보건과 영양 36

의료·복지와 영양 38

제2장 영양소의 종류와 역할

단백질: 인체를 구성하는 주성분 44

지질: 다양한 종류가 있다 46

탄수화물: 최고의 에너지원 49

비타민: 신체의 윤활유 52

미네랄: 신체를 조절하고 구성한다 54

단백질의 역할과 결핍증·과잉증 55

지질의 역할과 결핍증·과잉증 57

당질의 역할과 결핍증·과잉증 59

식이섬유의 역할과 결핍증·과잉증 62

비타민의 역할과 결핍증·과잉증 63

미네랄의 역할과 결핍증·과잉증 72

물의 역할과 섭취량 80

제 3 장 영양소의 생리

음식물 섭취 86

식욕 중추와 그 조절 기능 86

공복감이란 무엇인가 88

식욕과 공복감은 다른 개념 90

미각 91

영양 감각에 따른 섭취량 조절 93

소화 94

소화기관 95

흡수 100

흡수의 원리 101

흡수 경로 102

배설 **102**

영양소의 소화·흡수 **103**

단백질의 대사 **110**

지질의 대사 **115**

탄수화물의 대사 **121**

비타민의 대사 **126**

미네랄의 대사 **127**

제 4 장 에너지 대사

생명 에너지와 음식 에너지 **132**

인체의 에너지 대사 **135**

추정 에너지 필요량 계산 **138**

제 5 장 생애주기와 영양

임신기·수유기의 신체 변화 **142**

임신과 영양 **147**

임신 중에 발생하기 쉬운 질환 **148**

수유와 영양 **149**

성장기의 생리 **149**

신생아·영아의 영양 **152**

신생아·영아의 영양장애 **154**

유아의 영양 **156**

유아의 영양장애　157

아동기의 영양　158

사춘기·청년기의 생리　159

사춘기·청년기의 영양　159

아동기·사춘기·청년기의 영양 문제　160

성인기의 생리　162

성인기 영양과 생활습관병　162

노년기의 생리　163

노년기의 영양 불균형　166

제6장 환자의 영양 관리, 특수의료용도식품, 그리고 건강기능식품

식이요법　172

비만　173

저체중　176

단백질 결핍증　177

비타민·미네랄 결핍증　178

당뇨병　179

이상지질혈증　182

고요산혈증·통풍　184

고혈압　186

빈혈　187

식품 알레르기 **188**

암 **190**

외과수술 **192**

영양 보충 **193**

특수의료용도식품 **194**

건강기능식품 **196**

제 7 장 건강 증진의 지금까지와 지금부터

영양 개선에서 건강 증진으로 **200**

건강 일본 21 **202**

식사섭취기준 **203**

식생활 지침 **203**

영양 불균형의 이중 부담 **205**

쾌적하고 지속 가능한 사회 건설과 영양 **208**

나가며 _ 초고령 사회와 환경 문제, 열쇠는 영양 **212**

참고문헌 **216**

제1장

영양학이란

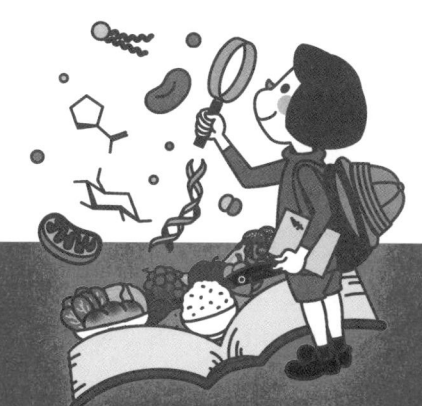

무엇이든 먹는 잡식성 덕분에 우리는 지구 어디서든 생존할 수 있게 되었습니다. 그렇지만 생명을 유지하고 건강한 생활을 영위하려면 자신에게 필요한 성분을 다양한 식품을 통해 적절히 선택하는 지혜도 필요합니다. 그 지혜를 과학적으로 규명하는 학문이 바로 **영양학**입니다. 제1장에서는 영양의 개념, 영양의 역사, 영양과 인체의 관계, 음식의 성분과 영양소에 대해 알아보고, 나아가 보건·의료·복지 분야에서 이루어지는 영양의 역할에 대해 살펴보겠습니다.

영양·영양학이란 무엇인가

영양이란 음식물을 섭취한 생명체가 그 성분을 소화·흡수·대사함으로써 생명을 유지하고, 성장·발육하여 생활을 영위하는 일련의 과정을 의미합니다(그림 1). 그리고 이때 섭취해야 할 필요 성분을 **영양소**라고 합니다. 음식물 섭취가 지나치게 한쪽으로 기울면 영양소의 과부족 상태가 발생하고, 이것이 오랜 기간 지속되면 결핍증이나 과잉증이 생겨 죽음에 이를 수 있습니다. 이렇듯 영양이란 인간이 생명을 유지하고 살아가는 데 매우 중요한 과제입니다.

사람들은 일반적으로 "당근에는 영양이 있다"라고 말하지만, 사실 당근에는 특정한 영양소가 있을 뿐 영양이라는 상태는 존재하지 않습니다. 정확히는 '당근이란 비타민 A 작용을 하는 카로틴 성분을 다

그림 1 영양의 개념

음식물을 통해 영양소를 섭취하여 성장하고 생명을 유지한다

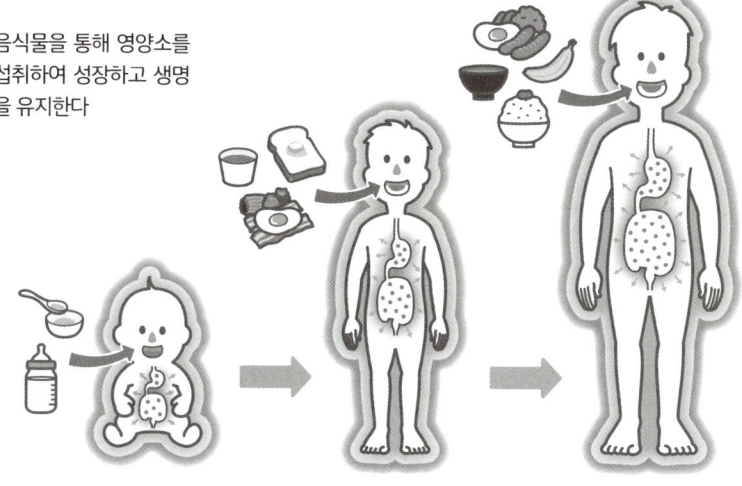

량으로 함유한 식품'이 맞는 표현이지만, 이때도 영양가의 높고 낮음은 판단할 수 없습니다. 왜냐하면 섭취하는 사람의 상태에 따라 당근의 영양적 가치가 달라지기 때문입니다. 평소 비타민 A가 함유된 식품을 적게 먹는 사람에게는 당근이 섭취할 가치가 있는 영양가 높은 식품이 될 수 있지만, 충분히 섭취하고 있는 사람에게는 영양가가 높은 식품이라고 말하기 어렵습니다.

영양소에는 생명체의 구성 성분인 **단백질**, 에너지원인 **탄수화물**과 **지질**이 있습니다. 이들은 에너지를 생성하기 때문에 **에너지 생성 영양소**라고 하며, 섭취량이 많고 그램 단위로 표현된다는 점에서 **매크로 영양소** 또는 **3대 영양소**라고도 합니다.

그림 2 에너지 생산 영양소(3대 영양소)와 5대 영양소의 역할

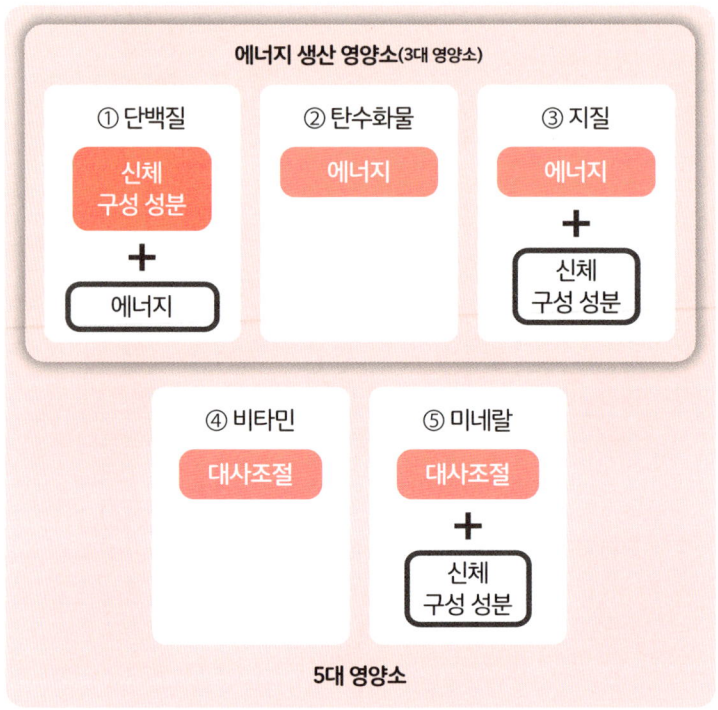

또한 대사를 조절하는 **비타민**과 생체의 구성 및 조절을 담당하는 **미네랄**이 있는데, 섭취량이 밀리그램 단위 이하로 표시되기 때문에 **미량 영양소**라고 합니다. 그리고 단백질, 탄수화물, 지질, 비타민, 미네랄을 합쳐서 **5대 영양소**라고 부릅니다(그림 2).

이러한 영양을 과학적인 방법에 기반하여 체계적으로 연구하고 교육하는 학문이 **영양학**입니다. 영양학 분야에는 영양의 기초적인 문제

를 다루는 **기초영양학**, 음식을 중심으로 한 **식품영양학**, 인간 개인을 대상으로 한 **임상영양학**, 그리고 집단이나 지역·사회를 대상으로 하는 **공공영양학** 등이 있습니다.

영양학의 역사

동서고금을 불문하고 식사와 건강, 식사와 질병의 관계에 대해서 수많은 논의가 이루어져 왔습니다. 인간은 음식을 먹고 생명을 유지합니다. 따라서 먹기를 중단하면 체력을 잃고 각종 결핍증에 시달리며, 장기간 금식하면 사망에 이르게 되지요. 그래서 예로부터 '식사는 생명과 생활의 원천'이라고 여겼고, 이러한 관점에서 수많은 건강법과 양생법이 탄생했습니다. 그뿐만 아니라 치료법에는 식사법도 포함되어 있어서 오랜 세월 인간의 건강과 의료를 뒷받침해왔습니다. 그러나 이러한 방법은 대부분 음식의 선택과 분류, 효과적인 특정 음식의 섭취, 해로운 음식의 배제처럼 경험을 토대로 한 실천에 머물렀고, 생명과학의 일부로는 발전하지 않았습니다. 반면 영양학은 음식에서 생명의 근원을 찾는 학문으로 발전했습니다. 그 결과 영양학은 생명을 유지하는 성분을 밝혀내고, 그 성분이 함유된 식품을 명확히 하여 영양소를 매개로 음식과 생명 및 건강의 관계를 과학적으로 규명할 수 있었습니다.

에너지 대사에 관한 발견

영양학은 18세기 후반에 프랑스의 과학자 **라부아지에**가 생명체는 호흡을 통해 산소를 소비하고 이산화탄소를 발생시키며, 그 기체의 양은 발생하는 열량(에너지)에 비례한다는 사실을 증명하면서 그 문을 열었습니다. 에너지 대사량이 음식 섭취나 신체 활동을 통해 증가한다는 사실을 발견함으로써 에너지 대사[1]의 기초를 마련한 것이지요. 또한 1891년에는 독일의 **막스 루브너**가 에너지 대사량은 체표면적에 비례하고 포도당, 지방질, 단백질이 에너지원으로 작용한다는 사실을 발견했습니다.

1903년에는 미국의 농화학자 **윌버 올린 애트워터**가 식품에 포함된 열량을 직접 측정할 수 있는 장치를 개발하였고, 식품에 포함된 영양소의 열량이 1g당 탄수화물 4kcal, 지질 9kcal, 단백질 4kcal라고 밝히면서 애트워터 에너지 환산 계수를 정립했습니다. 일본에서는 의약·건강·영양에 관련된 연구소를 중심으로 에너지 대사에 관한 연구가 활발히 진행되었고, 일본인의 에너지 소비량을 산정하는 방식을 검토했습니다.

당질과 지질에 관한 발견

영양소의 구조 및 생리 작용에 관한 연구가 진행되면서 19세기에는

---

1 에너지 대사: 체내에서 이루어지는 에너지와 관련된 대사를 말합니다. 에너지 대사에는 기초대사, 활동대사, 식사 유도성 열생산 등이 있습니다.

당질의 소화 과정이 밝혀졌고, 각종 소화 효소도 발견되었습니다. 20세기 초에는 체내에 흡수된 당질의 대사에 관한 연구가 시작되었고, 1937년에 **한스 크렙스**(독일)는 당질이 해당[2] 과정을 거쳐 이산화탄소와 물로 산화되면서 에너지를 생성하는 시트르산 회로를 찾아냈습니다. 한편 지질이 산화되어 에너지원이 되는 과정은 20세기에 들어와 밝혀졌고, 이후 **유스투스 폰 리비히**(독일) 등이 체내의 다른 영양소로부터 지질이 합성되는 과정을 발견했습니다. 또한 지질은 단순한 에너지원이 아니라 성장, 생식, 피부 등의 생리 작용에 관여하는 필수지방산을 함유하고 있다는 사실도 알게 되었습니다.

단백질에 관한 발견

19세기가 되면서 단백질에 관한 본격적인 연구가 시작되었고, 단백질의 영양가는 식품에 함유된 질소량과 관계가 있다는 사실이 밝혀졌습니다. 20세기에 들어와 단백질이 아미노산으로 구성된다는 사실을 알게 되었고, 단백질의 질은 이 아미노산의 구성에 따라 결정된다는 사실도 확인되었습니다. 이후 체내에서 합성되지 않는 필수 아미노산과 체내에서 합성되는 비필수 아미노산의 분류, 아미노산 필요량, 아미노산 균형, 나아가 다양한 단백질과 아미노산의 생리 작용을 규명하

---

2 해당(解糖): 당질을 피루브산 등의 유기산으로 분해하여 에너지를 생산하는 생화학적 반응 경로. 유산소 반응과 무산소 반응이 있습니다.

는 연구로 발전했습니다.

비타민에 관한 발견

19세기 후반에는 당질, 지질, 단백질이라는 에너지 생산 영양소만으로는 동물이 성장하지 않는다는 사실을 알게 되었고, 이를 통해 부 영양소의 존재를 짐작하게 되었습니다. 일본에서는 오랜 기간 백미를 주식으로 섭취하는 사람들 사이에서 신경 증상을 동반한 난치병(각기병)이 만연하여 많은 이들이 고통을 받았습니다. 청일전쟁과 러일전쟁에서는 수많은 병사가 이 질병으로 목숨을 잃었습니다. 특히 육군에서는 **모리 오가이**가 각기병을 감염병이라고 잘못 판단하여 위생 관리에만 힘을 썼을 뿐, 식사를 개선하지 않아 환자를 줄이는 데 실패했습니다. 하지만 해군에서는 **다카기 가네히로**가 서양 병사들에게 각기병 환자가 없다는 점에 주목했고, 일찍부터 백미 위주의 일본식에서 육식 중심의 서양식으로 전환하여 각기병을 예방했습니다. 1890년에는 **크리스티안 에이크만**(네덜란드)이 각기병 증상이 있는 닭의 사료에 쌀겨를 섞으면 증상이 호전된다는 사실을 발견했고, 1911년에는 **카지미르 풍크**(폴란드)가 쌀겨에서 유효 성분을 결정화하는 데 성공했습니다. 그리고 이것이 아민[3] 성질을 가지고 있는 점에 착안하여 생명(vital)의 아민

---

3 아민: 암모니아의 수소 원자를 알킬기 또는 알릴기로 치환한 화합물의 총칭.

(amin), 즉 **비타민**(vitamin)이라고 이름을 붙였습니다. 일본에서도 **스즈키 우메타로**가 각기병 예방에 유효한 성분을 쌀겨에서 분리하여 결정화하는 데 성공했습니다.

한편 대항해 시대에 유럽의 정복자들은 발전된 항해술을 이용하여 미지의 세계를 정복하고자 했습니다. 그런데 항해가 길어지자, 선원의 절반 정도에서 출혈로 시작하여 이가 빠지고, 상처가 아물지 않으며, 황달이 생기고, 손발이 움직이지 않게 되면서 결국 죽음에 이르는 난치병이 발병했습니다. 이 병으로 약 200만 명의 선원이 사망했습니다. 영국의 쿡 선장은 의사 제임스 린드의 조언을 받아 당시 지역의 민간요법이었던 감귤류를 섭취하는 방법을 도입하여 선원들을 완치시켰습니다. 훗날 밝혀진 바에 따르면 이 난치병은 신선한 채소와 과일의 섭취가 부족해서 발생하는 비타민 C 결핍증, 다시 말해 괴혈병이었습니다. 이처럼 당시 아시아에서는 비타민 B_1 부족, 유럽에서는 비타민 C 부족으로 고통을 받고 있었습니다.

미네랄에 관한 발견

18세기에는 혈액에 철 성분이 함유되어 있고, 뼈가 칼슘과 인으로 구성된다는 사실을 알게 되었습니다. 20세기에는 갑상샘 종양이 아이오딘 결핍으로 생긴다는 사실이 밝혀지는 등 다양한 미네랄 결핍증이 속속 발견되었습니다. 아울러 각각의 미네랄이 우리 몸에서 어떻게 작용하고, 또 어떤 식품에 얼마나 들어있는지도 알게 되었습니다. 이후 수많은 여러 비타민과 미네랄이 발견되었고, 그 생리 작용과 식품 함유량도 확인되었습니다.

영양학 발전의 역사를 살펴보면 영양소가 우리 몸에서 어떤 작용을 하는지 분석하고, 영양소가 함유된 음식을 어떻게 섭취해야 하는지 연구하면서 음식과 건강 및 질병의 관계를 과학적으로 밝히고자 노력해왔다는 사실을 알 수 있습니다. 이런 노력 덕분에 수많은 영양 결핍증을 극복하고, 오늘날의 탄탄한 학문 체계를 갖추게 된 것이지요.

인체의 구성과 영양

영양에 관해 이야기하기 전에 먼저 우리의 몸에 대해 잠시 설명하겠습니다.

인체는 **세포, 조직, 장기**로 구성되어 있고, 이들이 원활히 작동할 때 우리는 생명을 유지하고 생활을 영위할 수 있습니다. 영양소는 세포, 조직, 장기의 구성 성분이자 활동 성분입니다. 인체는 단백질 16.4%, 지질 15.3%, 미네랄 5.7%, 당질 1.0% 이하, 그리고 나머지는 수분으로 이루어져 있고, 우리는 이를 충족하기 위해 식사를 통해 필요한 영양소를 공급합니다(그림 3). 한편 일상의 식사 구성을 에너지 비율로 환산하면 당질 57.7%, 지질 26.3%, 단백질 16.0%가 됩니다(제2장). 우리

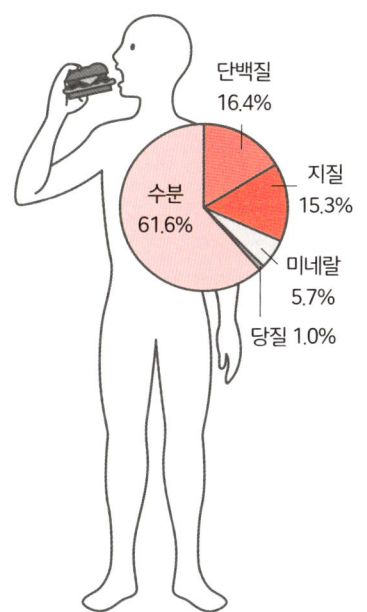

그림 3 인체를 구성하는 성분

가 가장 많이 섭취하는 당질은 대부분 에너지원으로 소비되기 때문에 체내에서는 반대로 가장 낮은 비율을 차지합니다. 이렇게 인체 내 구성 비율과 식사의 구성 비율이 다르다는 점에서 알 수 있듯이, 음식으로 섭취한 영양 성분은 생명체에 그대로 적용되지 않고 체내에서 개인에게 적합한 새로운 영양소로 전환되어 활용됩니다. 예를 들면 소의 근육인 비프스테이크를 먹었다고 우리 몸에서 바로 근육이 되지는 않습니다. 비프스테이크를 섭취하면 단백질이 소화되어 아미노산으로 흡수되고, 그중 일부가 사람의 근육을 구성하는 단백질 합성에 이용됩니다. 그리고 그사이에는 여러 단계의 대사 과정이 존재합니다. 만약 소고기의 단백질이 있는 그대로 인체에 적용된다면 비프스테이크를 자주 먹는 사람의 근육은 소의 근육이 되겠지요.

한편 우리 몸은 낡은 구성 성분을 끊임없이 분해하고, 새로 합성한 성분으로 대체합니다. 이때 분해된 성분 중 일부는 재사용되지만, 최종적으로는 소변이나 피부를 통해 외부로 배출됩니다. 새로운 성분을 합성할 때는 체내 조직에서 분해된 성분과 식사를 통해 섭취한 성분을 활용하며, 분해와 합성은 일정한 범위 안에서 균형을 유지합니다. 따라서 분해 및 배설된 양보다 섭취하는 영양소의 양이 적으면 영양소 부족 상태에 빠지게 됩니다. 심각한 영양소 부족 상태가 장기간 지속되면 우리 몸은 항상성[4]을 유지하지 못해 영양 결핍증에 걸리게 되고, 결국에는 인체 손상으로 이어지게 됩니다. 처음에는 세포 내에서 생화학적 변화가 시작되고, 이러한 상태가 장기화하면 생리적 변화가 발생합니다. 더 오래 지속되면 조직과 장기에 변화가 생기며, 최종적으로는 형태 변화까지 나타나게 됩니다.

우리 몸의 영양 상태는 저영양도 과영양도 아닌 적정 상태, 그리고 결핍 상태와 과잉 상태로 나눌 수 있습니다. 결핍 상태는 결핍증과 잠재적 결핍 상태로, 과잉 상태는 과잉증과 잠재적 과잉 상태로 다시 구분됩니다(그림 4). **영양 결핍증**은 심각한 영양소 결핍 상태가 장기간 지속되어 신체적, 정신적인 이상이 발생한 상태를 말합니다. 이는 각기병, 야맹증[5], 괴혈병, 구루병과 같은 질병을 유발하며, 이러한 상황에서는 다양한 영양제를 활용한 직접적인 치료가 필요합니다. 반면 잠재적 결핍 상태란 영양소가 충분히 공급되는 건강한 상태와 영양 결핍

---

4 항상성: 생명체가 외부 환경이나 식사 변화에 대응하여 내부 환경을 일정하게 유지하려는 성질이나 상태를 이릅니다.

5 야맹증: 어둠에 대한 적응력이 떨어지는 질병으로 어두운 곳에서 시력이 현저히 저하됩니다. 후천적으로 발생하는 대표적인 원인은 비타민 A 결핍증입니다(제2장).

그림 4 영양 상태와 인체에 미치는 영향

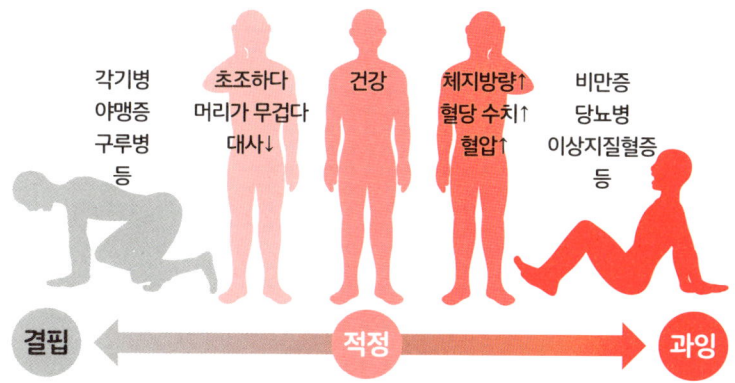

증 사이에 존재하는 경계 영역을 가리킵니다. 각종 임상 검사 수치가 결핍증으로 진단될 정도는 아니지만, 영양 섭취량이 부족하고 체내 영양소 저장량이나 대사 능력이 떨어져 자율신경실조증[6]과 관련된 증상을 보이기 쉽습니다. 다행히 생명체에는 자연 치유력이 있어 평소 식사를 개선하거나 보충제를 통해 영양을 공급하면 부족 상태를 개선할 수 있습니다.

영양 과잉증은 특정 식품이나 보충제를 장기간 과도하게 섭취하여 신체적, 정신적인 이상을 보이는 중독 상태를 말합니다. 또한 과도한 영양소 섭취와 유전적 요인이 결합하여 발생하는 비만, 당뇨병, 이상지

---

6 자율신경실조증: 명확한 원인 질환이 없는데도 '피곤하다', '잠이 오지 않는다', '머리가 무겁다', '초조하다' 등 다양한 컨디션 난조를 호소합니다.

질혈증, 고혈압, 고요산혈증, 동맥경화증 등과 같은 비감염성 질환, 이른바 생활습관병도 이에 해당합니다. 잠재적 과잉 상태는 각종 임상 검사 수치가 질병으로 진단될 정도는 아니지만, 과도한 영양소 섭취가 비만으로 이어져 체지방이 증가하고 에너지와 영양소의 대사에 이상이 생겨 생활습관병에 걸릴 위험이 높은 상태를 뜻합니다. 체지방량, 혈당, 혈중 지질, 혈압 등이 기준치 이상이지만, 아직 비만, 당뇨병, 이상지질혈증, 고혈압으로 진단되지는 않은 상태로 대사증후군이 여기에 속합니다.

세포 · 유전자와 영양

인체를 구성하는 기본 단위는 **세포**입니다. 세포 내부에는 **세포질**과 **핵**이 있고, 세포질에는 미토콘드리아, 리소좀, 소포체, 골지체, 리보솜 등 다양한 세포 소기관이 포함되어 있습니다(그림 5). 미토콘드리아는 에너지를 저장하는 물질인 ATP[7]를 생산하고, 리보솜은 단백질을 합성하며, 소포체는 물질을 운반하고, 골지체는 리보솜이 만든 단백질을 포장하여 세포 외부로 운반하는 역할을 합니다. 핵 안에는 부모로부터 물려받은 46개의 **염색체**가 들어 있고, 염색체는 **데옥시리보핵산(DNA)**

---

7 ATP: 아데노신 삼인산. 아데노신에 인산기가 결합한 형태로, 결합부에 많은 에너지가 저장되어 있어 생명 활동에 필요한 에너지원으로 사용됩니다.

그림 5 세포의 기본 구조

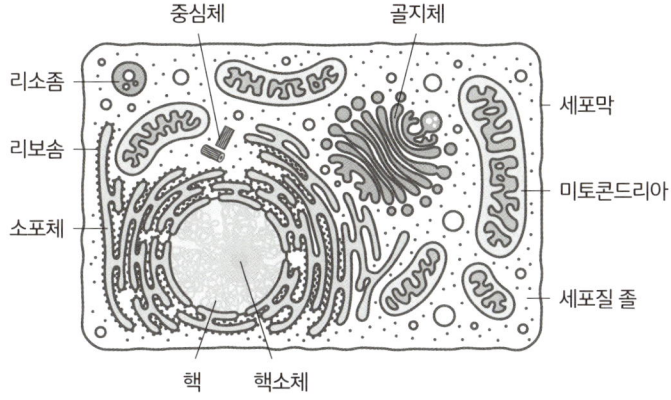

이 연쇄적으로 연결된 이중나선 구조를 형성합니다. DNA는 아데닌(A), 구아닌(G), 사이토신(C), 티민(T)이라는 네 종류의 염기가 규칙에 따라 쌍을 이루면서 유전 정보를 구성합니다. DNA에 입력된 유전자 정보를 생리적 기능을 수행하기 위해 해석하는 과정을 **유전자 발현**이라고 합니다. DNA 정보가 메신저 RNA(mRNA)로 복사되고, 그 정보에 따라 리보솜 내에서 아미노산이 결합하여 단백질을 합성합니다. 즉 부모로부터 물려받은 유전 정보는 'DNA→mRNA→단백질'의 순서로 전달되어(제3장), 부모와 닮은 고유한 인체를 형성하게 되는 것입니다. 우리 몸을 구성하는 약 37조 개의 세포는 유전자가 거의 동일합니다. 그럼에도 각각의 세포가 독자적인 장기로 발전하고, 뼈나 피부를 만드는 세포로 분화할 수 있는 이유는 세포마다 DNA 속 유전자 작용을 켜고 끌 수 있는 장치를 가지고 있기 때문입니다.

한편 개인 간 유전자를 비교하면 염기 서열이 다른 부분이 발견되는데, 이러한 변이가 인구의 1% 이상의 빈도로 나타날 때 이를 **유전자 다형성**이라고 부릅니다. 예를 들어 당뇨병 관련 유전자에 유전자 다형성이 있으면 인슐린의 분비 기능이나 감수성이 떨어져 비슷한 정도로 비만한 사람에 비해 당뇨병에 걸릴 확률이 높아집니다.

유전자에 기록된 정보대로 장기 내 세포에서 필요한 시기에 필요한 양만큼 단백질을 생산한다면 건강에는 문제가 없습니다. 하지만 과식, 불균형한 영양소 섭취, 스트레스 등이 있으면 이러한 조절 기능에 문제가 생겨 단백질 생산과 기능에 혼란을 초래하고, 결국 건강을 유지하지 못해서 병에 걸리게 됩니다. 특히 질병을 유발하는 유전자 다형성에 부적절한 식습관까지 겹치면 생활습관병에 걸릴 가능성은 한층 더 커집니다.

음식의 성분과 영양

우리는 평소 **음식**을 섭취하고, 이를 통해 에너지와 영양소를 획득하여 생명을 유지합니다. 음식의 근원은 자연계에 존재하는 동물과 식물이며, 우리는 이를 먹기 쉽게 가공하고 조리하여 음식을 만듭니다.

이렇게 음식의 원천이 되는 동물과 식물을 일반적으로 **식품**이라고 부릅니다[8]. 다시 말해 인간은 자연계에 존재하는 동식물의 생명을 이용하여 영양소를 얻지만, 이는 무한하지 않습니다. 게다가 음식물은 인간에게 필요한 영양소를 공급하기는 하지만, 그 성분이 해당 동식물이 살아가는 데 필요한 내용으로 구성되어 있어 인간의 생명을 보장하고 건강을 유지하는 데 완전히 적합하다고는 보기는 어렵습니다. 예를 들면 돼지고기는 지질과 비타민 B_1이 풍부하여 인간이 섭취하기에 훌륭한 식품이지만, 포화지방산이 많고 고에너지 식품이므로 과식하면 비만이나 이상지질혈증을 일으킬 수 있습니다. 이처럼 인간에게 필요한 모든 영양소를 균형 있게 갖춘 '완전 영양 식품'은 자연계에는 존재하지 않습니다. 각 식품의 영양 성분은 넘치거나 모자라는 등 불완전하기 때문에 인류는 다양한 식품을 골고루 섭취하여 전반적인 영양 균형을 맞추는 **잡식성**을 선택하게 되었습니다. 인류가 의식적으로 잡식성을 선택했다기보다 환경에 적응하는 과정에서 잡식을 터득한 사람족이 인류로 진화할 수 있었고, 그 결과 지구상 모든 곳에서 생존할 수 있게 된 것이지요. 유럽에 널리 분포했던 네안데르탈인은 식습관 편중이 심하여 음식 섭취가 제한적이었고, 그로 인해 유럽 대륙이 한랭기로 접어들어 식량난을 겪게 되자 결국 이베리아반도의 지브롤터

---

8   음식과 식품: 예를 들면 흰 쌀은 '식품'이고, 이 쌀로 밥을 지으면 '음식'이 됩니다.

그림 6 잡식성의 의의

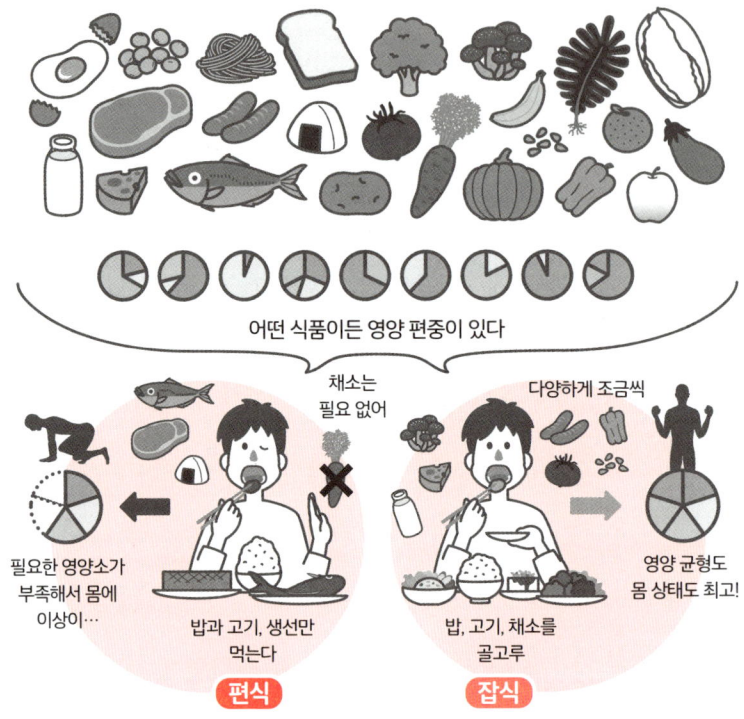

[9]에서 멸종했습니다. 반면 호모 사피엔스는 불을 사용하여 음식을 조리했고, 여러 가공법을 발전시키면서 다양한 동식물을 섭취했습니다. 또한 농경을 시작하여 안정적인 식량 공급원을 확보했기 때문에 사람족 중 유일하게 지구상의 모든 지역으로 생존 범위를 넓힐 수 있었던

---

9 지브롤터: 스페인 남단에 있는 영국의 해외 영토.

것이지요. 물론 여기에는 다양한 이견이 존재합니다(그림 6).

 잡식은 인류의 진화와 발전에 빼놓을 수 없는 핵심 요소이지만 중요한 과제가 한 가지 더 남아있습니다. 바로 다종다양한 식품 중에서 무엇을 얼마나 섭취해야 생존할 수 있는가 하는 문제였습니다. 인간은 오래전부터 이 문제를 인지하고 있었기 때문에, 동서고금을 막론하고 다양한 건강법과 치료법에는 반드시 식품의 효능을 중시한 식사법과 음식 치료법이 포함되어 있습니다. 인류의 오랜 섭식 경험에 기초하여 식품의 특성을 사용 목적에 맞게 분류해온 결과이지요.

 잡식 덕분에 인류는 진화했지만, 역설적으로 '식품의 특성을 고려하여 섭취한다'는 숙명을 짊어지게 되었습니다. 그래서 영양학은 앞서 언급한 경험적인 방식이 아닌, 식품에 포함된 성분을 과학적으로 규명합니다. 영양학은 우리가 일상적으로 섭취하는 식품을 성분별 영양학적 특징에 따라 분류하고, 모든 영양소를 균형 있게 섭취할 수 있도록 적합한 식품 선택과 식사 기준을 마련했습니다. 밥, 빵, 면 등 곡류를 통해 탄수화물을 섭취하고, 육류, 어패류, 달걀류, 콩 제품을 통해 단백질과 지질을 섭취하며, 우유, 유제품, 채소, 과일을 통해서 비타민과 미네랄을 섭취하는 방법을 확립했습니다. 따라서 영양학에서는 우리 몸에서 일어나는 영양소의 소화, 흡수, 대사 과정 이외에도 식품의 성분적 특징, 선택 기준, 가공, 조리, 유통 과정에 대해서도 학습할 필요가 있습니다.

보건과 영양

보건이란 일상생활에서 식사, 운동, 휴식을 조화롭게 유지하고, 금연 및 적절한 음주 습관을 통해 건강을 증진하고 질병을 예방하는 것을 말합니다(그림 7). 생활습관병 대책으로 예를 들어 설명하면 보건 활동 차원의 **1차 예방(보건)**, 조기 발견 및 조기 치료를 목표로 하는 **2차 예방(의료)**, 질환의 악화를 방지하고, 일상생활 영위를 위해 기능 회복과 사회 복귀를 목표로 하는 **3차 예방(복지)**으로 분류할 수 있습니다. 보건 활동의 내용에는 건강한 사람이 더 건강한 삶을 누리도록 돕는 **건강 증진**과 생활습관병의 위험 요인이 형성되는 것을 막는 **위험 인자의 저감과 제거**가 포함됩니다.

　보건 분야에서 영양은 일상 식사를 개선하여 에너지와 영양소가 과하거나 부족하지 않도록 조절하고 비만, 에너지·단백질 결핍증, 비타민·미네랄 결핍증, 과잉증 같은 질병을 직접적으로 예방하는 역할을 합니다. 또한 영양소 섭취가 직접적인 원인은 아니더라도 간접적인 영향을 미칠 수 있는 만성질환의 경우, 영양 상태 개선을 통해 위험 요인을 줄이고 예방할 수 있습니다. 대표적인 비감염성 질환인 생활습관병은 부적절한 식습관이 형성되는 시점부터 질병이 발병하기까지 이행기가 존재하며, 발병 이후 질환이 악화하는 과정에도 생활 습관이 영향을 미친다는 특징이 있습니다. 예를 들어 과식이나 운동 부족

그림 7 건강 이미지

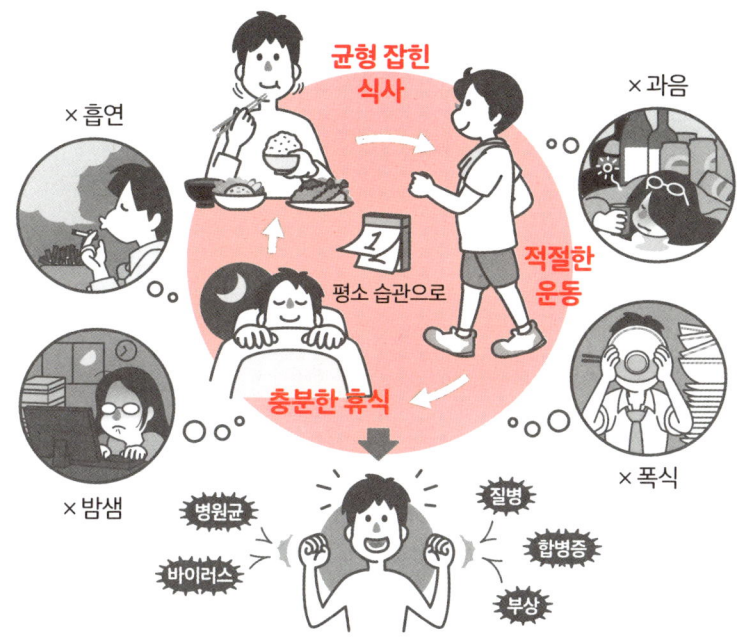

으로 비만이 발생하면 인슐린 저항성[10]이 나타나 혈당치, 중성지방, 혈압이 상승하게 되고, 이는 당뇨병, 이상지질혈증, 고혈압의 위험 요인으로 작용합니다. 그리고 이러한 상태가 복합적으로 작용하면 동맥경화나 심근경색으로 이어질 수 있습니다. 따라서 질병을 예방하기 위해서는 **균형 잡힌 식습관을 형성하는 것이 가장 중요**하며, 이를 위해서는

---

10 인슐린 저항성: 간, 근육, 지방 조직에서 인슐린이 정상적으로 작동하지 않는 상태를 가리키며, 당뇨병을 유발하는 요인이 됩니다.

과식, 편식, 불규칙한 식습관을 개선해야 합니다.

보건 분야에서는 영양 결핍증과 과잉증은 물론, 생활습관병을 예방하고 악화를 막기 위해 **식사섭취기준**[11]을 활용합니다. 이를 통해 개인과 집단의 영양 상태를 진단하고, 적절한 영양 섭취 목표량을 설정하여 식습관 개선을 돕습니다.

의료·복지와 영양

의료 및 복지 분야에서 영양은 질병의 치료, 악화 방지, 기능 회복, 그리고 사회 복귀를 목표로 합니다. 이때 영양의 역할은 질병의 상태에 따라 달라집니다.

외상, 감기, 식중독과 같은 감염병이나 가벼운 염증은 일시적인 치료와 함께 자연 치유력으로 회복될 수 있습니다. 이때는 급성기에 먹기 수월하고, 소화와 흡수가 잘되는 **식이요법**을 통해 최대한 많은 영양소를 섭취하도록 돕는 것이 중요합니다. 이는 영양 상태를 개선하여 면역 능력을 높이는 방법입니다.

한편 외과 수술, 항생제 투여, 항암 치료처럼 적극적인 치료를 진행할 때는 다양한 부작용으로 영양 상태가 나빠질 수 있습니다. 이러

---

11 식사섭취기준: 국민의 건강 유지 및 증진을 위해 규정된 에너지와 영양소의 권장 섭취량입니다. 일본에서는 〈건강 증진법〉에 따라 후생노동성에서 발표합니다.

한 부작용에는 식욕 저하, 미각 이상, 섭식·저작·연하 기능의 저하, 소화·흡수 기능의 저하, 대사 이상 등이 있습니다. 이때는 입으로 음식을 효율적으로 섭취하도록 식사를 개선하고, 동시에 카테터를 이용한 **경장(경관) 영양법**이나 **정맥 영양법** 등으로 영양을 보충합니다.

자연 치유를 기대하기 어려운 경우에도 영양은 증상 발현을 막거나 악화 및 재발 방지하고, 질환을 안정화하는 것을 목표로 합니다. 예를 들면 소화기 질환, 고혈압, 이상지질혈증, 동맥경화, 심장병, 당뇨병, 간 질환, 신장병 같은 만성질환은 위험 요인을 줄이거나 제거하는 식이요법을 통해 합병증과 증상 발현 및 악화를 예방할 수 있습니다.

이 밖에도 암, 에이즈, 난치병처럼 치료가 어려운 중증 질환의 경우 악화를 막기는 어렵더라도 식사를 통해 영양 상태 전반을 개선하고, 환자가 심리적인 만족감을 얻을 수 있는 식이요법이나 영양요법을 시행합니다.

이들 중 어떤 질환이든 영양 상태 악화를 방치하면 수술 회복이 지연되고 약물 효과가 감소할 뿐만 아니라, 면역력과 자연 치유력이 떨어져 감염병에 걸릴 위험이 커집니다. 이는 입원 기간을 늘리고, 의료비와 간병비 부담을 가중시킵니다. 환자는 질환 자체의 일반적인 증상으로 인해 미각, 식욕, 소화, 흡수 기능이 저하된 상태이며, 대사가 지나치게 활발해져 필요한 영양량이 증가하므로 영양 상태가 악화하기 쉽습니다. 이러한 상황에서 병원식이나 영양 보급 관리가 미흡하면 충분한 영양을 섭취하지 못하여 영양소 부족을 초래할 수 있습니다.

최근에는 의료를 통해 급성기 영양장애 환자의 영양을 적극적으로 관리하는 **영양지원팀(NST)**이 증가하는 추세입니다. NST는 의사, 임상영양사, 약사, 간호사, 치과 의사, 임상병리사 등이 팀을 이루어 환자의 영양 상태를 평가하고 판단하며, 적합한 영양 보급 계획을 수립하고 실행합니다. 또한 지속적인 모니터링과 재평가를 통해 환자의 영양 상태를 개선합니다. 이와 함께 임상영양사의 병동 배치 확대로 환자 개개인에 대한 맞춤형 대응도 발전하고 있습니다.

제 2 장

영양소의 종류와 역할

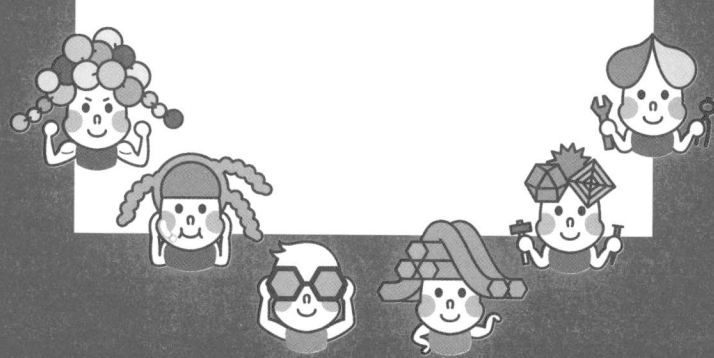

우리는 매일 식사를 통해 생명 유지에 필요한 에너지와 영양소를 섭취합니다. 영양소에는 **단백질**, **지질**, **탄수화물**(당질, 식이섬유), **비타민**, **미네랄**이 있습니다. 또한 영양소는 아니지만 물도 우리 몸에서 중요한 역할을 합니다. 각 영양소는 고유한 구조적 특징을 지니며 역할도 서로 다릅니다. 이번 장에서는 먼저 영양소의 종류와 해당 영양소를 함유한 식품에 대해 알아봅니다. 이어서 생명체 내 영양소의 역할과 영양소 균형이 깨졌을 때 발생하는 결핍증 및 과잉증에 대해서도 살펴보겠습니다.

단백질: 인체를 구성하는 주성분

단백질은 그리스어로 '첫 번째의, 가장 중요한'이라는 뜻을 지니고 있습니다. 단백질은 **아미노산**으로 구성되며, 아미노산은 탄소, 수소, 산소 외에 **질소**를 함유하고 있어 장기, 근육, 피부, 모발, 호르몬, 효소, 그리고 항체 등의 주요 성분을 이룹니다(그림 1). 즉 인체를 구성하는 주성분이 바로 단백질이지요. 단백질은 같은 에너지원인 탄수화물이나 지질과 달리 약 16%의 질소를 함유하고 있어 당질이나 지질로는 대체될 수 없습니다. 또한 단백질은 약 20종류의 아미노산으로 이루어져 있으며(표 1), 그중에서 9종류는 인체에서 합성되지 않거나, 합성되더라도 필요한 양에 미치지 못해서 **필수 아미노산**(불가결아미노산)이라고 부

그림 1 단백질로 구성된 부분

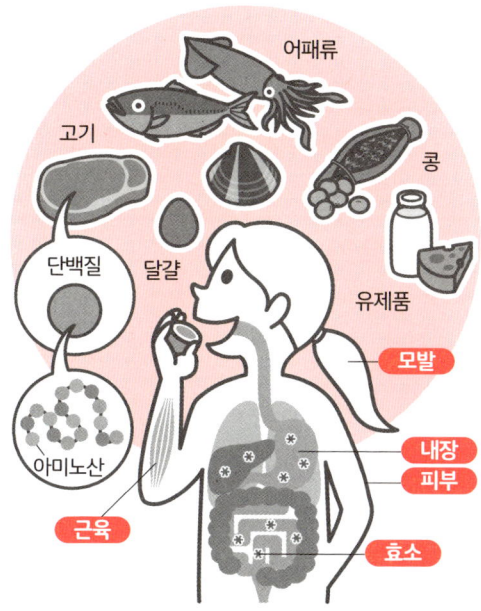

표 1 단백질을 구성하는 아미노산

필수 아미노산	비필수 아미노산
• 류신 • 아이소류신 • 라이신 • 트레오닌 • 트립토판 • 발린 • 히스티딘 • 메티오닌 • 페닐알라닌	• 아르기닌* • 글리신 • 알라닌 • 세린 • 티로신 • 시스테인 • 아스파라긴 • 글루타민 • 프롤린 • 아스파르트산 • 글루탐산

* 영유아에게는 아르기닌도 필수 아미노산에 포함된다.

릅니다[1]. 단백질은 주로 육류, 어패류, 달걀류, 우유 및 유제품, 콩 제품을 통해 섭취할 수 있고, 탄수화물이 많은 곡류, 감자류, 과일류, 채소류 등에도 널리 포함되어 있습니다.

지질: 다양한 종류가 있다

지질이란 식품 성분 중 물에 녹지 않고 에탄올, 클로로포름, 메탄올 같은 유기 용매로 추출되는 물질을 말합니다. 상온에서 액체 상태이면 **기름**, 고체 상태이면 **지방**이라고 부릅니다.

지방질은 구성 성분에 따라 단순지질, 복합지질, 유도지질의 세 종류로 나눕니다(표 2). **단순지질**은 알코올과 지방산이 에스터 결합[2]하여 생성된 지질로 글리세라이드(중성지방)라고 합니다. **복합지질**은 다른 성분이 지질과 결합한 형태로 인지질, 당지질, 리포단백질 등이 있습니다. **유도지질**은 단순지질이나 복합지질이 가수분해될 때 생성되는 물질로 지질의 특성을 보입니다. 구체적으로는 스테로이드나 지방산이 있습니다.

지질은 각기 서로 다른 생리 작용을 하는데, 이러한 작용은 지질을

---

1 인체에서 합성되는 아미노산은 '비필수 아미노산' 또는 '가결아미노산'이라고 합니다.
2 에스터 결합: 카복실산(R-COOH)과 알코올(R'-OH)이 물(H_2O)을 잃으면서 형성하는 결합(-COO-)을 말합니다.

표 2 지질의 종류

분류	예	구조
단순 지질	• 글리세라이드(중성지방) • 콜레스테롤 에스테르 • 왁스	글리세롤─지방산 글리세롤─지방산 글리세롤─지방산 예: 트라이글리세라이드
복합 지질	• 인지질[글리세로인지질, 스핑고인지질] • 당지질[글리세로당지질, 스핑고당지질] • 리포단백질	글리세롤─지방산 글리세롤─지방산 인산 예: 인지질
유도 지질	• 스테로이드 • 지방산[포화지방산, 불포화지방산]	지방산 $H-\underset{\underset{H}{\mid}}{\overset{\overset{H}{\mid}}{C}}-COOH$ 예: 아세트산(포화지방산)
그 외	• 에이코사노이드 • 아이소프레노이드 • 지용성 비타민	

[ ]는 지질 분류의 예시입니다.

표 3 지방산의 분류

지방산의 분류			지방산의 명칭
포화지방산(이중결합 없음)			• 뷰티르산 • 카프릴산 • 팔미트산 등
불포화 지방산	단일불포화지방산(이중결합 1개)		• 팔미톨레산 • 올레산
	다가불포화지방산 (이중결합 2개 이상)	n-3계 지방산	• **알파(α)-리놀렌산** • 에이코사펜타엔산(EPA) • 도코사헥사엔산(DHA)
		n-6계 지방산	• **리놀레산** • 감마(γ)-리놀렌산 • **아라키돈산**

굵은 글씨: 필수지방산

그림 2 포화지방산과 불포화지방산의 예

포화지방산

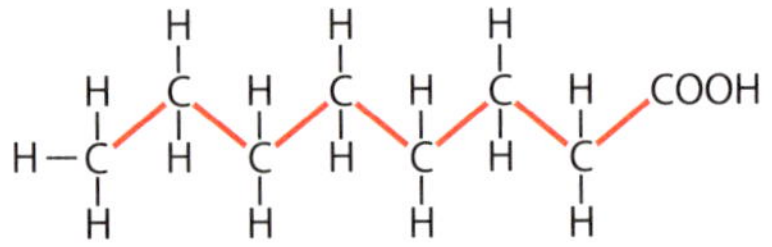

불포화지방산

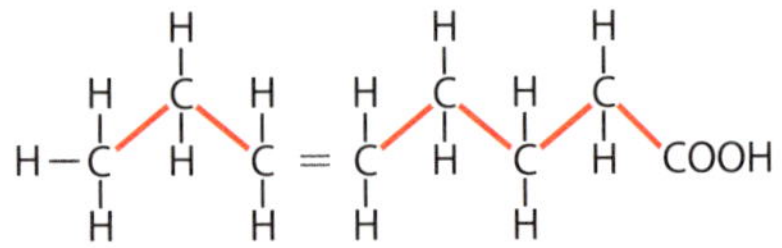

구성하는 지방산의 특징에 따라 달라집니다. 지방산은 이중결합 유무를 기준으로 이중결합이 없는 **포화지방산**과 이중결합이 있는 **불포화지방산**으로 크게 나뉘며(표 3, 그림 2), 불포화지방산은 다시 이중결합이 1개인 **단일불포화지방산**과 2개 이상인 **다가불포화지방산**으로 구분됩니다. 또한 이중결합의 위치에 따라서 n-3계 지방산과 n-6계 지방산으로 분류합니다. 알파-리놀렌산, 리놀레산, 아라키돈산처럼 이중결합이 2개 이상인 지방산은 인체에서 합성되지 않거나 합성량이 매우 적어 **필수지방산**이라고 합니다. 지질은 식용유, 버터, 마가린 같은 유지류는 물론이고, 육류, 어패류, 달걀류, 콩류, 우유 및 유제품 등의 단백질 식품과 견과류 및 씨앗류에도 풍부하게 들어있습니다. 특히 콜레스테롤은 내장, 달걀류에 많이 함유되어 있습니다.

탄수화물: 최고의 에너지원

탄수화물은 탄소, 수소, 산소의 세 가지 원소로 이루어진 화합물입니다. 소화 효소로 소화되는 **당질**과 소화 효소로 분해되지 않는 비소화성 **식이섬유**로 나뉩니다.

당질의 종류는 단당의 수에 따라 단당류, 소당류, 다당류로 분류됩니다. **단당류**에는 포도당, 과당, 갈락토스가 있고, 단당류가 2~10개 정도 결합한 **소당류**에는 자당, 맥아당, 유당이 있습니다. 단당이 10개 이

표 4 당질의 종류

종류	특징
단당류(더 이상 가수분해할 수 없는 기본적인 당)	
포도당	알데하이드기를 지닌 대표적인 육탄당. 전신의 에너지원으로 사용되며, 글리코겐으로 합성되어 간과 근육에 저장된다. 과일과 꿀에 풍부하다.
과당	케톤기(C=O)를 지닌 육탄당. 자당의 구성 성분으로 과일과 꿀에 함유되어 있다.
갈락토스	우유의 당질인 유당의 구성 성분이다.
소당류(2~10개의 당으로 이루어진 당질)*	
자당	포도당과 과당이 결합한 형태로 일반적으로 설탕이라고 부른다. 자당을 가수분해하여 포도당과 과당의 혼합물로 만든 것이 전화당이다.
맥아당	포도당이 2개 결합한 형태로 전분을 가수분해하여 얻는다. 물엿의 주요 성분이다.
유당	포도당과 갈락토스가 결합한 형태로 모유와 우유에 함유되어 있다.
다당류(다수의 당으로 이루어진 당질)	
전분	여러 개의 포도당이 결합한 상태로 결합 형태에 따라 가지가 많은 아밀로펙틴과 곧게 뻗은 사슬 모양인 아밀로스로 나뉜다. 전분이 부분적으로 가수분해된 상태를 덱스트린이라고 하며, 분해 정도에 따라 전분-덱스트린-맥아당-포도당으로 분류한다.
글리코겐	여러 개의 포도당이 결합한 형태로 구조가 아밀로펙틴과 비슷하지만 약간 짧다. 동물의 간이나 근육에 에너지원으로 저장된다.

* 자연에 존재하는 당은 대부분 이당류이다.

표 5 식이섬유의 분류

종류		생리 작용	구체적인 예
수용성 식이섬유	펙틴 글루코만난 알긴산	• 혈청 콜레스테롤 수치 개선 • 장내 미생물 군집 개선 • 혈당치 상승 억제	사과, 키위, 오크라, 미역, 낫토
불용성 식이섬유	셀룰로스 리그닌 키틴	• 변비 예방 및 개선 • 혈당치 상승 억제	브로콜리, 고구마, 단호박, 팥, 연근

상 결합하면 **다당류**라고 부르는데, 전분이 대표적인 예입니다(표 4). 탄수화물은 자연계에서 유래한 모든 식품에 존재하지만, 특히 곡류, 감자류, 과일류, 과자류, 기호 음료, 설탕, 그리고 단호박, 감자처럼 당질이 많은 채소에서 당질 함량이 높습니다.

식이섬유란 사람의 소화 효소로는 분해되지 않는 식품 성분을 말합니다. 식이섬유는 소화되지 않으므로 체내에 직접 흡수되지 않습니다. 원래 식이섬유는 영양소로 여기지 않았지만, 다른 영양소의 흡수를 조절하고 소화관의 연동 운동을 촉진하는 등 다양한 생리 작용을 하며, **장내 세균**의 발효를 통해 단쇄지방산 같은 에너지원을 생성한다는 점에서 영양소의 하나로 인정받게 되었습니다. 따라서 음식에 포함된 성분을 가리킬 때는 식이섬유와 당질을 모두 포함하는 탄수화물이라는 용어를 사용하고, 체내에 흡수되어 각종 대사 과정에 참여할 때는 당질이라고 부릅니다.

또한 식이섬유는 **수용성 식이섬유**와 **불용성 식이섬유**로 구별되며, 각각의 생리 작용에도 서로 다른 특징이 있습니다(표 5). 식이섬유는 곡류, 감자류, 견과류, 씨앗류, 콩류, 버섯류, 해조류 등에 풍부하게 함유되어 있습니다.

비타민: 신체의 윤활유

비타민은 다양한 생리 작용을 돕는 보조적인 역할을 담당하며, 체내에서 합성되지 않거나 합성되더라도 필요한 양을 충족하지 못해 반드시 외부에서 섭취해야 하는 유기 화합물입니다(표 6). 비타민은 에너지 생산 영양소가 아니라 체내에서 물질의 합성 및 분해 반응에 관여하며, 마치 자동차의 윤활유와 같은 역할을 합니다. 우리 몸의 기능이 원활히 작동하도록 조절하는 역할을 하므로 건강에 꼭 필요한 영양소라고 할 수 있습니다.

비타민은 크게 수용성과 지용성으로 나눌 수 있습니다. 또한 비타

표 6 비타민의 종류와 주요 작용

종류	생리 작용	주요 공급원
수용성 비타민		
비타민 B_1(티아민)	에너지 생성 영양소의 대사	돼지고기, 현미, 마늘
비타민 B_2(리보플라빈)	에너지 생성 영양소의 대사	유제품, 달걀
비타민 B_6(피리독신)	아미노산 대사	피망, 닭고기
비타민 B_{12}(코발라민)	단백질 및 핵산의 합성, 조혈 작용	굴, 어류
나이아신(니코틴산)	당질 대사	소고기, 어류
판토텐산	지질 대사	쌀, 밀, 닭고기
비오틴	지질 합성, 당질 및 아미노산 대사	달걀, 유제품
엽산(프테로일글루탐산)	단백질 합성, 조혈 작용	간, 양배추
비타민 C(아스코르브산)	콜라겐 합성에 관여	과일류, 감자
지용성 비타민		
비타민 A(레티놀)	시력, 피부, 점막의 건강 유지	당근, 단호박, 간
비타민 D(칼시페롤)	뼈, 치아의 형성	어류, 버섯류
비타민 E(토코페롤)	지질의 산화 방지, 생식 기능의 정상화	아몬드, 무청
비타민 K(필로퀴논)	혈액 응고	쑥갓, 낫토

( ) 안은 대표적인 화합물 명칭. 판토텐산과 비오틴은 화합물 명칭이 같다.

민 중에는 장내 세균이 합성하거나 체내에 들어간 후 비타민과 동일한 효과를 내는 것들이 있는데, 이를 **프로비타민**이라고 부릅니다.

비타민은 종류별로 함유된 식품이 다르지만, 일반적으로 우유 및 유제품, 간, 녹황색 채소, 미정제 곡물에 다양한 비타민이 풍부하게 들어 있습니다(표 6). 또한 영양 기능성 식품으로 다양한 비타민제나 비타민이 첨가된 식품이 시중에 판매되고 있습니다.

미네랄: 신체를 조절하고 구성한다

미네랄은 탄소, 수소, 산소, 질소를 제외한 필수 원소입니다. 뼈와 치아 같은 생체 조직의 구성 성분일 뿐만 아니라 다양한 생리 작용도 관여합니다. 우리 몸에서 합성되지 않기 때문에 반드시 외부에서 섭취해야 하는 무기질이기도 합니다. 미네랄은 체내에 약 **4%** 존재하며, 그중 칼

표 7 다량 미네랄과 미량 미네랄의 종류

다량 미네랄	칼슘, 인, 칼륨, 나트륨, 마그네슘, (유황, 염소)
미량 미네랄	철, 아연, 구리, 아이오딘, 망간, 셀레늄, 크롬, 몰리브데넘, (불소, 코발트)

( ) 안은 「일본인의 식사섭취기준(2025년 판)」에서 다량 무기질 또는 미량 무기질로 분류되지 않은 것을 나타낸다.

슘, 인, 칼륨, 나트륨, 마그네슘이 비교적 많은 양을 차지합니다. 한편 철, 아연, 구리, 아이오딘, 망간, 셀레늄, 크롬, 몰리브데넘 등은 비교적 적은 양이 존재하며, 이들을 특별히 **미량 미네랄**이라고 부릅니다(표 7).

미네랄은 종류마다 함유된 식품이 다르지만 주로 정제되지 않은 곡물, 녹황색 채소, 과일, 간, 해조류 등에 풍부합니다.

지금까지 영양소의 종류에 대해 전반적으로 살펴보았습니다. 이제부터는 각 영양소가 우리 몸에서 어떤 작용을 하는지, 그리고 그 균형이 깨졌을 때 어떤 영향을 미치는지 구체적으로 알아보겠습니다.

단백질의 역할과 결핍증·과잉증

역할

단백질은 우리 몸에서 다양한 역할을 담당하며, 그 내용은 크게 기능성 단백질, 저장 단백질, 구조 단백질로 나눌 수 있습니다. 단백질은 근육뿐만 아니라 효소, 호르몬, 면역 기능에도 관여합니다.

결핍증·과잉증

단백질은 인체를 구성하는 성분이므로 부족하면 성장 장애, 부종[3], 복

---

3 부종: 혈액 속 체액이 혈관 밖으로 빠져나와 피하 조직에 수분이 과도하게 쌓인 상태를 말하며, 흔히 붓기라고도 합니다.

수, 식욕 부진, 설사, 피로감, 빈혈, 정신 장애, 그리고 감염병에 대한 저항력 저하 등 여러 문제가 발생합니다. 반면 단백질을 지나치게 많이 섭취하면 신장에 부담을 주어 신장의 노화를 촉진하고 신장병을 악화시킬 수 있으며, 고요산혈증의 원인이 되기도 합니다. 또한 체내의 칼슘 배출을 촉진하여 이용 효율을 떨어뜨릴 수도 있습니다.

단백질은 얼마나 섭취해야 할까?

우리가 어떤 단백질 식품을 얼마나 섭취해야 하는지는 매우 중요한 과제입니다. 단백질 섭취량은 국민의 건강 유지 및 증진을 위해 일본 후생노동성에서 정한 에너지 및 영양소 섭취 기준인 **식사섭취기준**을 바탕으로 계산합니다.

1일 권장량은 성별이나 나이에 따라 차이가 있지만, 건강한 성인의 경우에 체중 1kg당 약 1g입니다. 자신의 체중을 kg에서 g로 변환한 양을 섭취한다면 단백질이 부족해질 우려는 거의 없습니다.

적절한 양의 단백질을 섭취하려면 1일 권장량을 아는 것이 중요합니다. 하지만 단백질을 구성하는 아미노산에는 체내에서 합성되지 않는 필수 아미노산과 체내에서 합성되는 비필수 아미노산이 존재하고, 그 비율이 식품마다 다르다는 사실을 함께 알아두면 도움이 됩니다.

지질의 역할과 결핍증·과잉증

역할

지질의 가장 큰 역할은 **고에너지 공급원**이라는 점입니다. 아울러 같은 에너지원인 단백질과 당질에는 없는 몇 가지 특징이 있습니다.

첫째, 당질과 단백질의 에너지 생산량은 1g당 **4kcal**인데 비해 지질은 **9kcal**로 훨씬 높습니다. 에너지 생산량이 많다는 말은 같은 에너지양을 섭취한다고 할 때 지질은 **소량만 섭취해도 충분하여 소화기관의 부담을 줄일 수 있다**는 뜻이기도 합니다. 전쟁 전후로 일본인의 식단은 저지방·고탄수화물 위주였기 때문에 많은 양의 식사를 해야 했고, 이것이 소화기관에 큰 부담을 주어 소화 장애, 위 확장, 위염, 위하수 등과 같은 위장 장애를 유발했습니다.

둘째, 지질에는 **비타민 B_1을 절약하는 작용**이 있습니다. 당질은 산화되어 시트르산 회로로 들어가 에너지원이 되는 과정에서 보조 효소로 비타민 B_1을 필요로 하지만, 지질은 에너지 생산 과정에서 비타민 B_1이 필요하지 않습니다.

셋째, 지질은 단순한 에너지원일 뿐만 아니라 몇 가지 생리 작용에도 관여합니다. 예를 들면 인지질과 콜레스테롤은 **세포막의 주요 성분**이며, 콜레스테롤은 **스테로이드 호르몬의 전구체**가 됩니다. 또한 동물성 식품에 많은 포화지방산은 **혈중 콜레스테롤을 높이고**, 식물성 지방에 많은 불포화지방산은 혈중 콜레스테롤을 **낮추는** 작용을 합니다. 특히 생선 기름에 풍부한 에이코사펜타엔산(EPA)이나 도코사헥사엔산(DHA)은 n-3계 지방산이라고 불리는데, 혈중 콜레스테롤과 중성지방을 낮출 뿐만 아니라 **혈소판 응집 억제 효과**가 있어 혈전 예방에 도움이 되고, 염증을 억제하는 기능이 있어 각종 염증성 질환 예방에 효과적입니다.

넷째, 지질은 비타민 A, 비타민 D, 비타민 E, 비타민 K 등 **지용성 비타민의 흡수를 촉진**하는 역할을 합니다.

결핍증

식품이 풍부한 환경에서 보통의 식사를 하면 지질 결핍증은 잘 발생하지 않습니다. 하지만 지방을 극도로 제한하는 다이어트를 하거나 소화기 질환으로 장기간 저지방식을 유지한다면 지질 결핍증이 생길 수 있습니다. 한편 일반적으로 빈곤층에서 지용성 비타민 결핍증이 관찰되는데, 그 이유는 지용성 비타민 섭취량이 적을 뿐만 아니라 지질 섭취량 또한 현저히 부족하기 때문입니다.

과잉증

일본인은 전쟁 후에 식량난으로 에너지, 지질, 단백질, 비타민, 미네랄이 부족한 상태였습니다. 하지만 전후 식단이 서구화되면서 영양 상태가 개선되었습니다. 특히 지질과 동물성 단백질의 함량이 높은 우유 및 유제품, 육류, 달걀류, 유지류의 섭취량 증가는 일본인의 체격과 건강을 개선하는 데 크게 기여했습니다. 그러나 식사가 지나치게 서구화되면서 과도한 에너지와 지질 섭취로 이어졌고, 이는 비만, 이상지질혈증, 당뇨병, 지방간 같은 비감염성 질환을 유발하는 원인이 되었습니다.

당질의 역할과 결핍증·과잉증

역할

소화 효소를 지닌 당질의 주된 역할은 **에너지원**이 되는 것입니다. 당질의 에너지 생산량은 그 종류와 함유 식품에 따라 다소 차이가 있지만, 일반적으로 애트워터의 에너지 환산 계수 **4kcal/g**을 이용합니다. 즉 설탕 1g을 섭취하면 체내에서 4kcal의 에너지를 생산한다는 뜻입니다. 불과 1g의 설탕으로 4L의 물 온도를 약 1℃ 올릴 수 있는 에너지를 생성한다는 점에서 인간이 얼마나 효율적으로 에너지를 생산하는지를 알 수 있습니다.

일본인 1인당 하루 탄수화물 섭취량은 전쟁 후부터 계속 줄어들고는 있지만, 전체 에너지 섭취량에서 차지하는 비율은 **50~60%**에 달합니다. 이는 탄수화물이 여전히 일본인에게 가장 큰 에너지원이라는

그림 3 식사와 인체의 에너지 생산 영양소 구성 비율의 차이

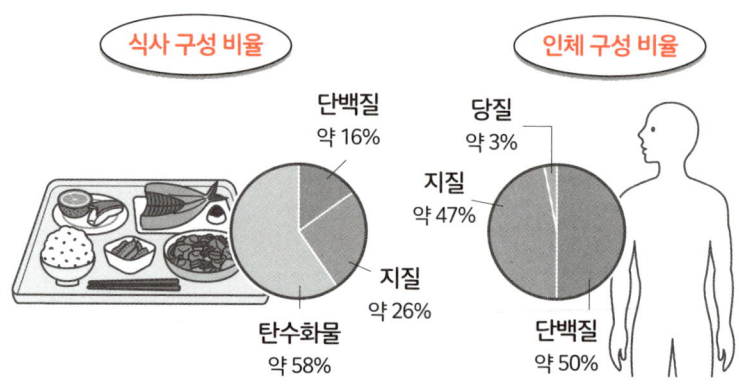

점을 보여줍니다. 당질은 혈당 유지와 글리코겐 생성에 도움을 줍니다. 체내의 포도당은 각 기관의 중요한 에너지원이며, 특히 뇌, 신경계, 적혈구, 그리고 신장의 일부는 포도당을 주요 에너지원으로 사용합니다. 탄수화물은 영양소 중에서 가장 섭취량이 많지만, **체내에 저장되는 당질의 양은 약 300g**에 불과합니다. 이는 식사와 인체의 구성 비율이 서로 다르다는 것을 의미합니다(그림 3). 즉 대량의 체지방으로 저장되는 지질과 달리, 당질은 체내 저장량만으로는 혈당 농도를 일정한 수준으로 유지할 수 없어 지속해서 탄수화물을 공급해야 합니다. 탄수화물 섭취량이 줄어들어 당질이 부족해지면 우리 몸은 포도당 공급을 보충하기 위해 **포도당신생합성**을 활발히 진행합니다. 포도당신생합성이란 단백질 분해를 촉진하여 아미노산으로부터 포도당을 합성하

는 대사 과정을 말합니다. 따라서 포도당신생합성이 활발해지면 섭취한 단백질의 이용 효율이 떨어질 뿐만 아니라 근육 단백질의 분해도 가속화됩니다.

결핍증·과잉증

일본인은 예로부터 에너지원으로서 탄수화물에 대한 의존도가 높아 탄수화물 식품 섭취량이 줄어들면 총에너지 섭취량 또한 부족해집니다. 총에너지 섭취량을 유지하기 위해 상대적으로 **고지방식**을 선택하게 되면, 지방의 과잉 섭취에 따른 부작용이 나타날 위험이 커집니다. 탄수화물 섭취 기준은 전체 에너지의 **50~65%**이며, 하루 최소 섭취량은 약 **150g**입니다. 체중 감량을 위해 저칼로리식을 진행할 때도 이 수치 이하로 내려가지 않도록 주의해야 합니다. 한편 탄수화물, 특히 당질을 과도하게 섭취하면 총에너지 섭취량이 증가하여 에너지 과잉 상태가 되고, **비만**의 원인이 됩니다. 이렇게 되면 혈당과 중성지방 수치를 높여 비감염성 질환을 유발할 수 있습니다. 또한 자당의 과도한 섭취는 **충치** 발생을 촉진합니다.

당질의 단맛은 식사 기호를 충족하는 역할도 합니다. 개인차는 있지만 인간은 기본적으로 미각 중에서 단맛에 대한 욕구가 강합니다. 당질은 종류에 따라 단맛의 정도가 다른데, 자당을 100으로 할 때 과당은 단맛이 더 강하고, 포도당과 갈락토스는 그보다 약합니다.

식이섬유의 역할과 결핍증 · 과잉증

역할 · 결핍증

섬유질은 소화 효소로 분해되지 않아 체내로 흡수되지 않으므로 과거에는 칼로리가 없는 비영양소 성분으로 여겼습니다. 식이섬유의 일반적인 특징은 **보수성, 팽윤성, 점성, 흡착성**입니다. 보수성과 팽윤성은 식이섬유가 수분을 흡수하고 팽창하는 성질을 말합니다. 이는 음식이 위에서 머무르는 시간을 늘리고, 소화관 내에서 이동하는 속도를 늦추는 역할을 합니다. 점성은 물질의 확산을 억제하는 성질로 이 역시 음식이 위에서 체류하는 시간과 소화관을 이동하는 속도에 관여합니다. 흡착성은 식이섬유가 미네랄, 담즙산, 발암물질 등과 서로 들러붙는 과정을 촉진하는 성질입니다. 식이섬유는 이러한 특징들로 인해 다음과 같은 기능을 합니다.

- 에너지가 낮아서 섭취량이 줄어들면 고에너지 식단이 된다.
- 지질과 당질의 흡수를 늦추기 때문에 식후 혈당 및 중성지방의 상승을 억제하는 역할을 한다.
- 배변량을 늘리고 변의 묽기를 정상화하여 원활한 배변 활동을 돕는다.
- 배변 활동을 개선하여 복압 상승을 억제하고, 정맥 이상이나 횡

격막 탈장을 예방한다.
- 장내 세균을 변화시켜 대장암을 예방하다.
- 담즙산의 재흡수를 억제하고 변으로 배출을 늘려 고콜레스테롤 혈증이나 담석증을 예방한다.
- 식이섬유 중 일부가 장내 세균에 의해 발효되어 단쇄지방산이 생성되고, 에너지원으로 이용된다.

섭취량 추이와 과잉증

식이섬유의 목표 섭취량은 일본의 경우 성인을 기준으로 하루 **18~21g** 이상입니다(「일본인의 식사섭취기준」 2025년 판). 일본인의 평균 섭취량은 1947년에는 22.4g이었지만, 2016년에는 14.4g까지 감소했습니다.

한편 식이섬유를 과도하게 섭취하면 **영양소 흡수 장애**를 일으킬 수도 있습니다. 특히 섭취량 부족 경향을 보이는 **칼슘**이나 **철**의 흡수 장애는 문제가 됩니다. 만약 특정한 원인으로 영양소의 소화 및 흡수 능력이 저하되어 있거나 골다공증, 빈혈이 우려된다면 식이섬유를 과도하게 섭취하지 않도록 주의해야 합니다.

비타민의 역할과 결핍증·과잉증

비타민은 우리 몸에서 다양한 역할을 합니다. 일반적으로 대부분의

표 8 비타민의 결핍증과 과잉증

종류	결핍증 및 결핍 상태	과잉증 및 과잉 상태
수용성 비타민		
비타민 B_1	각기병, 다발성 신경염, 베르니케 뇌병증, 식욕 부진, 신경 장애	-
비타민 B_2	성장 장애, 설염, 구순염, 구각염, 피부염, 각막염	-
비타민 B_6	성장 장애, 설염, 피부염, 신경염, 뇌전증 유사 발작, 발진, 빈혈	지각 신경 장애
비타민 B_{12}	악성 빈혈	-
나이아신	펠라그라	소화기 및 간 장애
판토텐산	성장 장애, 체중 감소, 메스꺼움, 어지러움, 경련	-
비오틴	박리성 피부염	-
엽산	거대적혈모구빈혈	-
비타민 C	괴혈병, 출혈, 색소침착	-
지용성 비타민		
비타민 A	야맹증, 결막건조증, 피부건조증	두통, 메스꺼움, 과민성, 뼈 통증
비타민 D	구루병, 골연화증	고칼슘혈증, 신부전
비타민 E	불임(동물실험), 적혈구 용혈	-
비타민 K	혈액 응고 시간의 연장, 출혈	-

수용성 비타민은 각종 대사 과정에서 **보조 효소**로 기능하고, 지용성 비타민은 각각 고유한 생리 작용을 합니다. 각 비타민의 주요 역할과 결핍증 및 결핍 상태, 그리고 과잉증 및 과잉 상태를 정리하면 〈표 8〉과 같습니다.

수용성 비타민

■ 비타민 B_1

비타민 B_1(티아민)은 **에너지 생산 영양소가 대사될 때 보조 효소**로 작용합니다. 비타민 B_1이 부족하면 다발성 신경염, 식욕 부진, 신경 장애를 일으키며, 심하면 각기병이 생길 수 있습니다. 역사적으로 일본인은 각기병으로 오랫동안 고통을 받았습니다. 그 이유는 지방 섭취량이 적었던 식습관과 더불어 비타민 B_1 함량이 낮은 백미를 주식으로 섭취하면서 체내의 비타민 B_1이 고갈되어 에너지 생성이 어려워졌기 때문입니다. 각기병에는 부종형, 신경형, 심장형이 있으며, 부종형은 다리에서 시작된 부종이 점차 온몸으로 퍼져 나가는 특징이 있습니다. 신경형은 손, 발, 입에 저리는 증상이 나타나며, 심하면 보행 곤란으로 이어집니다. 심장형은 가슴 두근거림, 숨 가쁨, 가슴 통증을 동반하며, 심장 기능이 약해져 최종적으로는 사망에 이릅니다. 곡물 자체에는 비타민 B_1이 풍부하지만, 주로 배아나 외피에 많이 분포해 있어서 도정 과정을 거치면 함량이 현저히 줄어들어 비타민 B_1의 섭취량이 낮아집니다. 현재 다수의 일본인이 육류, 콩류, 달걀류, 우유 및 유제품의 섭취량이 증가하면서 비타민 B_1을 충분히 섭취하게 되었습니다. 하지만 편식이 심하거나 특정 식이요법 등으로 장기간 식품 선택이 편향되면 비타민 B_1의 부족 위험이 커질 수 있습니다.

■ 비타민 B_2

비타민 B_2(리보플라빈)는 **에너지 생산 영양소가 대사될 때 보조 효소**로 작용합니다. 소아, 임산부, 수유부는 비타민 B_2가 부족해지기 쉬우므로 각별히 주의해야 합니다. 비타민 B_2가 결핍되면 구내염(구순염, 구각염, 설염), 피부염, 각막염 등을 일으킬 수 있으며, 나아가 성장 장애를 유발하기도 합니다. 비타민 B_2는 다양한 식품에 널리 함유되어 있지만, 그중에서도 육류(특히 간), 콩류, 우유 및 유제품, 달걀류, 녹황색 채소 등에 풍부합니다.

■ 비타민 B_6

비타민 B_6(피리독신)는 **아미노산이 대사될 때 보조 효소**로 작용합니다. 비타민 B_6가 결핍되면 성장 장애, 설염, 피부염, 신경염, 뇌전증 유사 발작, 발진, 빈혈 등이 나타날 수 있습니다. 일반적인 식사로 과잉증이 발생하는 일은 드물지만, 다량의 보충제를 장기간 섭취하면 지각 신경 장애가 생기기도 합니다. 비타민 B_6는 많은 식품에 포함되어 있지만 특히 달걀류, 콩, 육류에 풍부합니다.

■ 비타민 B₁₂

비타민 B₁₂(코발라민)는 **단백질 및 핵산의 합성과 조혈 작용**에 관여합니다. 비타민 B₁₂가 부족하면 악성 빈혈[4]이 발생합니다. 비타민 B₁₂는 육류(특히 간), 달걀류, 우유 및 유제품, 해조류에 풍부하게 들어 있습니다.

■ 나이아신

나이아신(니코틴산)은 **산화-환원 반응**에 관여합니다. 나이아신이 결핍되면 펠라그라(피부염, 설사, 신경 장애)가 생기고, 피부 점막 염증, 설사, 정신 장애가 나타납니다. 일반적인 식사로 과잉증이 발생하는 일은 드물지만, 보충제를 통해 다량으로 섭취하면 소화기나 간에 장애를 유발할 수 있습니다. 나이아신은 육류(특히 간), 땅콩, 콩류에 풍부하게 들어 있습니다.

■ 판토텐산

판토텐산은 당질, 지질, 단백질 대사에 관여하는 **아세틸 CoA**의 구성

---

4 악성 빈혈: 거대적혈모구빈혈(뒤에서 설명)의 한 종류입니다. 비타민 B₁₂ 결핍으로 인해 DNA 합성 장애가 발생하여 정상적인 적혈모구가 생산되지 않고 거대적혈모구가 형성되어 생기는 빈혈을 말합니다. 비타민 B₁₂가 흡수되려면 위 벽에서 분비되는 내인자가 필요한데, 악성 빈혈 환자의 경우 어떤 이유로 내인자가 소멸하여 비타민 B₁₂를 흡수할 수 없게 됩니다. 이 질환이 발견되었을 당시에는 치료법이 없었기 때문에 악성으로 불리게 되었습니다.

성분입니다. 판토텐산이 부족되면 성장 장애, 체중 감소, 메스꺼움(구역질), 어지러움, 경련 등이 나타납니다. 판토텐산은 달걀류, 땅콩, 우유 및 유제품, 육류(특히 간) 등에 많이 함유되어 있습니다.

■ 비오틴

비오틴은 당질 대사, 지방산 합성, 아미노산 대사에 관여하는 **카르복실화효소의 보조 효소**입니다. 비오틴 결핍증에는 피부염, 결막염, 탈모, 설염, 근육통, 식욕 부진 등이 있습니다. 비오틴은 다양한 식품에 들어 있지만, 육류(특히 간), 콩류, 달걀류 등에 함유되어 있습니다.

■ 엽산

엽산(프테로일글루탐산)은 **단백질 합성**에 필수적이며, **조혈 작용**에 관여합니다. 엽산이 부족하면 거대적혈모구빈혈[5]이 발생합니다. 엽산은 녹황색 채소, 육류(특히 간), 어패류에 포함되어 있습니다.

■ 비타민 C

비타민 C(아스코르브산)는 세포 내의 **산화-환원 상태 유지**에 관여합니다. 사람, 원숭이, 기니피그는 비타민 C를 체내에서 합성하지 못하므로 반

---

5   거대적혈모구빈혈: 비타민 B_{12}나 엽산의 결핍으로 DNA 합성이 저해되어 정상적인 적혈모구가 생성되지 않고 비정상적으로 거대해지는 빈혈입니다. 증상으로는 설염, 심부 지각 저하 등이 있습니다.

드시 채소나 과일을 통해 섭취해야 합니다. 식품 속 비타민 C는 산화형과 환원형 두 가지 형태로 존재하며, 둘 다 비타민 C로서 기능합니다. 하지만 환원형의 효력이 더 높습니다. 비타민 C는 아미노산 및 단백질 대사를 돕고, 모세혈관, 치아, 뼈, 결합 조직의 작용에 관여합니다. 비타민 C가 부족해지면 잇몸과 피부에서 출혈이 생기고, 치아가 빠질 수 있습니다. 또한 빈혈과 피로감을 쉽게 느끼고, 정신적인 문제를 일으키기도 합니다. 비타민 C는 채소, 과일, 감자에 풍부합니다. 다만 비타민 C는 열과 산화에 약해 조리 중에 쉽게 파괴될 수 있으므로 생으로 섭취하기를 권장합니다.

지용성 비타민

지용성 비타민은 지방에는 쉽게 녹지만 물에는 잘 녹지 않는 성질을 지니고 있습니다. 과도하게 섭취하면 간이나 지방 조직에 축적되어 과잉증을 유발할 수 있으므로 주의가 필요합니다.

■ 비타민 A

비타민 A(레티놀)는 우리 몸에서 **레티놀**로 작용하는 화합물의 총칭입니다. 비타민 A는 **눈 기능**과 깊은 관련이 있습니다. 각막에 존재하는 로돕신은 비타민 A로부터 생성되어 어두운 곳에서도 사물을 볼 수 있도록 돕습니다. 따라서 비타민 A가 결핍되면 명암에 적응하는 능력이 떨어져 야맹증이 생깁니다. 또한 각막이 건조해지는 각막 건조증이나 피부가 건조해지면서 습진이 생기는 피부건조증도 발생하기 쉽습니다. 점막의 저항성이 약해지면 각종 감염증에 취약해지기도 합니다. 이 밖에도 비타민 A 결핍은 신장, 소화기, 뼈, 치아의 기능 저하로도 이어질 수 있습니다.

레티놀은 동물성 식품에만 존재하지만, 식물의 노란색과 빨간색을 내는 색소인 카로티노이드는 동물의 체내에서 비타민 A로 변환되어 효력을 발휘합니다. 그래서 카로티노이드를 프로비타민 A(비타민 A의 전구체)라고 부르며, 여기에는 알파-카로틴, 베타-카로틴, 감마-카로틴이 있습니다. 이 중에서 베타-카로틴이 비타민 A로서 가장 높은 활성을 지니지만, 그 효력은 비타민 A의 12분의 1 수준입니다. 한편 비타민 A를 대량으로 섭취하면 간이나 지방 조직에 축적되어 두통, 메스꺼움, 과민성, 뼈 통증 등을 유발할 수 있습니다. 비타민 A는 우유 및 유제품, 달걀류, 육류(특히 간), 녹황색 채소, 과일에 풍부합니다.

■ 비타민 D

비타민 D(칼시페롤)는 **칼슘과 인이 장에서 흡수**되도록 지원하고, 신장 세뇨관에서 **재흡수되는 과정을 촉진**합니다. 또한 **뼈 형성** 과정에서도 중요한 역할을 합니다. 세포막을 안정화하고, 치아와 뼈 형성을 돕는 작용을 합니다. 식물성 식품의 프로비타민 D는 에르고스테롤이라고 부르고, 동물성 식품의 프로비타민 D는 7-데하이드로콜레스테롤이라고 부르는데, 이 두 물질은 햇빛의 자외선 작용을 통해 비타민 D로 전환되어 기능을 수행합니다. 비타민 D 결핍이 성장기 어린이에게 있으면 구루병[6]이 생기고, 성인에게 있으면 골연화증이 발생합니다. 과잉증으로는 고칼슘혈증과 신부전이 있습니다. 비타민 D는 어패류나 버섯류에 풍부합니다.

■ 비타민 E

비타민 E(토코페롤)는 산화를 막는 **항산화 작용**을 통해 비타민 A나 다가불포화지방산 등의 산화를 억제합니다. 이 과정에서 비타민 E는 스스로 산화되어 그 효능을 잃게 됩니다. 비타민 E는 정상적인 생식 기능에 중요한 역할을 하며, 비타민 E가 결핍되면 불임이나 생식 불능으로 이어질 수 있습니다. 또한 비타민 E는 세포막을 안정화하는 작용을 하기 때문에 부족해지면 적혈구 용혈이 발생하기도 합니다. 비타민 E는 식물성 기름, 곡류, 콩류 등에 풍부하며, 알파-토코페롤이 가장 많이 함유되어 있습니다.

---

6   구루병: 소아기에 나타나는 뼈의 석회화 장애를 구루병이라고 합니다.

■ 비타민 K

비타민 K(필로퀴논)는 **칼슘 대사**에 관여하며, **혈액 응고**나 **뼈 유지**에 중요한 역할을 합니다. 비타민 K가 결핍되면 혈액 응고에 시간이 걸리거나 출혈이 발생할 수 있습니다. 비타민 K는 채소류, 콩류, 육류, 달걀류, 해조류에 풍부하게 함유되어 있습니다.

미네랄의 역할과 결핍증·과잉증

미네랄은 저마다 다양한 기능을 하지만, 주요 역할을 크게 네 가지로 정리할 수 있습니다(표 9). 미네랄은 뼈와 치아 같은 단단한 **경조직을 형성**하고, **단백질과 지질의 구성 성분**이 됩니다. 또한 **생체 기능을 조절**하

표 9 미네랄의 주요 역할

역할	관여하는 미네랄
1) 뼈와 치아 등 경조직을 형성한다.	칼슘, 인, 마그네슘 등
2) 단백질과 지질의 성분이 된다.	인, 철 등
3) 삼투압 조절, 산-염기 균형, 근육·신경 등의 자극에 관여하여 생체 기능을 조절한다.	칼슘, 인, 칼륨, 나트륨, 염소 등
4) 효소의 보조 인자나 호르몬의 성분이 된다.	마그네슘, 구리, 아연, 망간 등

표 10 미네랄 결핍증과 과잉증

종류	결핍증 및 결핍 상태	과잉증 및 과잉 상태
다량 미네랄		
칼슘(Ca)	뼈와 치아의 형성 장애, 성장 장애, 골다공증, 구루병	결석, 우유 알칼리 증후군
인(P)	뼈와 치아의 형성 장애	골연화증
칼륨(K)	피로감, 무력감, 고혈압	고칼륨혈증
나트륨(Na)	식욕 저하, 메스꺼움, 구토, 의식 장애, 경련	고혈압
마그네슘(Mg)	뼈와 치아의 형성 장애, 허혈성 심장 질환	설사
유황(S)	성장 장애	-
염소(Cl)	피로감	설사, 구토
미량 미네랄		
철(Fe)	빈혈	혈색소 침착증
아연(Zn)	성장 장애, 미각상실, 창자병증말단피부염, 설사, 혈당 상승	-
구리(Cu)	멘케스병, 빈혈	윌슨병
망간(Mn)	뼈의 형성 장애	-
셀레늄(Se)	케산병	손톱 변형, 메스꺼움, 두통
크롬(Cr)	내당능 장애	-
몰리브데넘(Mo)	성장 장애	-
아이오딘(I)	갑상샘종	갑상샘 기능 항진증, 갑상샘종

고, 효소의 **보조 인자나 호르몬의 성분**이 됩니다. 각각의 미네랄을 특징별로 정리하면 〈표 10〉과 같습니다.

다량 미네랄

■ 칼슘

칼슘은 인체에서 가장 큰 비중을 차지하는 무기 원소로 대부분 뼈와 치아에 존재합니다. 체액 내 칼슘은 미량이지만 **산-염기 균형, 근육 수축, 혈액 응고, 삼투압 유지, 신경 전달** 등 중요한 역할을 담당합니다. 혈중 칼슘 농도가 낮아지면 손발에 경련이 일어나고 손발이 저리는, 테타니(tetany) 현상이 발생할 수 있습니다. 만성적으로 부족해지면 설사를 일으키고, 비타민 D 결핍에 따른 성장 장애, 구루병, 나아가 골다공증을 초래합니다. 칼슘 결핍증은 부갑상샘 호르몬 결핍으로 생기기도 합니다. 칼슘은 우유 및 유제품, 뼈째 먹는 생선, 녹황색 채소, 해조류 등 다양한 식품에 널리 함유되어 있지만, 불용성 형태로 존재하는 경우가 많아서 흡수가 어렵습니다. 일반적으로 우유나 뼈에 있는 칼슘은 흡수율이 높은 편이며, 특히 단백질 식품이나 비타민 D와 함께 섭취하면 흡수율을 더 높일 수 있습니다. 반면 인의 비율이 칼슘에 비해 너무 높으면 흡수율이 낮아집니다. 과잉증으로는 비뇨기계 결석, 우유 알칼리 증후군이 있습니다.

■ 인

인은 칼슘 다음으로 인체에 많은 성분으로 약 80%가 뼈와 치아에 존재합니다. 인은 인산염 형태로 조직과 세포에 있으며, 체내에서 **삼투압 유지, 산-염기 균형 유지**에 관여합니다. 또한 DNA와 RNA와 같은 핵산, 세포막의 구성 성분인 인지질, 그리고 ATP의 구성 원소기도 합니다. 인은 곡류, 콩류, 우유 및 유제품, 달걀류, 육류 등 다양한 식품에 널리 분포해 있으며, 일반적인 식사를 한다면 결핍되는 일은 거의 없습니다. 만약 결핍되면 뼈와 치아에 형성 장애가 발생합니다. 한편 과잉증에는 골연화증이 있습니다.

■ 칼륨

칼륨은 주로 세포 내 액체와 적혈구에 많이 존재하며, 체내에서 **삼투압 유지, 산-염기 균형 유지, 근육 운동, 신경 전달 기능** 등에 관여합니다. 칼륨은 다양한 식품에 널리 분포되어 있어 일반적인 식사를 한다면 급성기 결핍증이 생기는 일은 드뭅니다. 하지만 설사나 구토를 반복하거나 이뇨제를 사용할 때 칼륨 결핍증이 나타나면서 이상 행동이나 신경·전달 장애가 발생할 수 있습니다. 또한 채소나 과일 섭취가 만성적으로 부족하여 칼륨 결핍 상태가 되면 피로감, 무력감, 혈압 상승을 일으킵니다. 과잉증으로는 고칼륨혈증(부정맥, 구토 등)을 유발할 수 있습니다.

■ 나트륨

나트륨은 주로 세포외액에 존재하며 **수분 대사, 산-염기 균형**에 관여합니다. 또한 나트륨은 당질과 아미노산이 흡수될 때 능동 수송계에도 참여하며, 세포 내 칼륨의 농도를 적절히 유지하는 데 중요한 역할을 합니다. 격렬한 설사나 과도한 땀을 흘릴 때 나트륨 결핍증이 발생할 수 있으며, 식욕 저하, 메스꺼움, 구토, 의식 장애, 경련 등을 일으킵니다. 일본인은 일반적으로 염분이 높은 음식을 선호하는 식습관이 있어 나트륨 결핍은 드문 편입니다. 오히려 음식의 염분을 낮추어 나트륨 섭취량을 줄일 필요가 있습니다. 수많은 연구를 통해 염분 섭취를 줄이는 식습관이 고혈압, 뇌졸중, 심근경색, 위암 예방에 효과적이라는 사실이 명확해졌습니다. 나트륨은 소금, 간장, 된장, 염장한 어패류 및 육류, 절임 채소 등에 많이 포함되어 있습니다.

■ 마그네슘

마그네슘은 뼈에 많이 존재하며 **신경 기능, 근육의 수축 및 이완, 에너지 대사, 호르몬 분비** 등에 관여합니다. 마그네슘이 결핍되면 칼슘 대사에 문제가 생겨 뼈 형성에도 장애가 발생할 수 있습니다. 또한 순환기 기능에 장애를 일으켜 허혈성 심장 질환도 발생하기 쉽습니다. 한편 마그네슘을 과도하게 섭취하면 설사를 유발합니다. 마그네슘은 곡류와 채소류에 풍부합니다.

■ 염소

염소는 나트륨과 함께 세포외액에 존재하며 **삼투압**과 **산-염기 균형**에 관여합니다. 또한 염소는 **위액의 성분**이 되어 펩신의 활성화를 돕는 역할을 합니다. 염소는 염화나트륨, 즉 소금 형태로 식품에 존재합니다. 염소가 결핍되면 피로감을 느끼고, 과도하게 섭취하면 설사를 일으킵니다.

미량 미네랄

■ 철

철은 혈액의 **헤모글로빈 성분**으로 **산소 운반**에 관여하며, **에너지 생성** 및 **산화-환원 효소의 성분**을 이룹니다. 철분 섭취량이 부족하면 헤모글로빈 생성에 장애가 생겨 철 결핍성 빈혈의 원인이 됩니다. 빈혈이 있으면 어지럼증, 귀울림, 안면 창백, 두근거림이 나타나기 쉽습니다. 반면 철을 과도하게 섭취하면 혈색소 침착증[7]을 유발할 수 있습니다. 철은 육류(특히 간), 어패류, 녹황색 채소, 달걀류 등에 풍부하며, 동물성 식품에 들어있는 철이 식물성 식품의 철에 비해 흡수율이 더 뛰어납니다. 또한 철은 동물성 단백질이나 비타민 C와 함께 섭취할 때 흡수에 더 도움이 됩니다.

---

7 혈색소 침착증: 체내에 철분이 과도하게 축적되어 간, 심장, 갑상샘 등 여러 장기에 손상을 일으키는 질환입니다.

■ 아연

아연은 **세포의 증식과 성장**에 관여하며, 각종 효소와 **인슐린의 성분**이기도 합니다. 아연이 결핍되면 성장 장애, 미각 상실, 설사, 혈당 상승을 일으키기 쉽습니다. 아연은 굴에 풍부하게 함유되어 있습니다.

■ 구리

구리는 근육이나 뼈, 간에 존재하며 **에너지 생성, 철 대사, 신경 전달 기능**에 관여합니다. 또한 **산화 효소의 구성 성분**이기도 합니다. 선천적인 구리 결핍증으로는 멘케스병이 있습니다. 멘케스병은 장에서 구리 수송에 문제가 발생하여 섭취한 구리가 장 점막에 축적되고 체내로 이동하지 못하는 유전성 질환입니다. 그 결과 구리를 흡수할 수 없게 되어 지능 저하, 발육 지연, 중추 신경 장애 등을 초래합니다. 후천적인 구리 결핍증으로는 빈혈, 척수 신경계 이상 등이 있습니다. 과잉증으로는 윌슨병이 있는데, 이 질환은 간에서 담즙을 통해 구리를 배출하지 못해 발생하며, 간 기능 장애, 신경 장애 등의 문제가 생깁니다. 구리는 쌀, 밀, 간에 많이 포함되어 있습니다.

■ 아이오딘

아이오딘은 갑상샘에서 분비되는 **티록신이라는 호르몬의 성분**입니다. 아이오딘은 해조류에 풍부하게 함유되어 있어 해조류를 자주 섭취하는 일본인에게는 부족해지는 일이 없지만, 해조류를 거의 섭취하지 않는 나라에서는 결핍증으로 갑상샘종이 발생합니다.

■ 망간

망간은 뼈나 간 등에 존재하며 **뼈 형성과 대사**에 관여합니다. 또한 망간은 **아르기나아제, 피루브산 탈탄산효소, 망간 슈퍼옥사이드 디스뮤타아제의 구성 성분**이기도 합니다. 일반적인 식사를 한다면 결핍증이나 과잉증이 발생할 가능성은 작습니다. 결핍증으로는 뼈 형성 장애와 성장 장애 등이 있습니다. 망간은 쌀, 밀, 녹차에 풍부합니다.

■ 셀레늄

셀레늄은 **글루타티온 과산화효소의 구성 성분**으로 체내의 **산화 방어**에 관여합니다. 셀레늄은 일반적인 식사를 하면 결핍증이나 과잉증이 생길 가능성은 낮습니다. 결핍증으로는 심근 장애를 일으키는 케산병이 있고, 과잉증으로는 손톱 변형, 설사, 메스꺼움, 두통 등이 있습니다. 셀레늄은 고기나 채소 등에 함유되어 있으며, 특히 어패류에 풍부합니다.

■ 크롬

크롬은 **당질 대사**와 **지질 대사**에 관여하며, 인슐린의 작용을 강화하는 **크로모듈린의 구성 성분**입니다. 일반적으로 3가 크롬과 6가 크롬이 있으며, 식품에는 3가 크롬이 포함되어 있습니다. 크롬의 체내 함유량은 나이가 들수록 줄어들지만, 일반적인 식사를 한다면 결핍증이나 과잉증이 생기는 일은 드뭅니다. 크롬 결핍증이 있으면 혈당이 높아졌을 때 이를 정상치까지 낮추는 능력인 내당능이 저하될 수 있습니다. 크롬은 간이나 곡류에 풍부합니다.

■ 몰리브데넘

몰리브데넘은 뼈, 피부, 간에 주로 분포하며 **잔틴 산화 효소, 알데히드산화효소 등의 구성 성분**입니다. 몰리브데넘 결핍증이나 과잉증은 드물지만, 결핍되면 성장 장애가 발생합니다. 몰리브덴은 곡류, 콩류에 풍부하게 함유되어 있습니다.

물의 역할과 섭취량

물의 역할

물은 산소와 수소의 화합물로 성인 체중의 약 60%를 차지합니다. 이 중 40%는 세포 내에, 15%는 세포간액에, 나머지 5%는 혈액 속에 존재합니다(그림 4). 세포간액과 혈액을 합쳐서 **세포외액**이라고 합니다. 물은 일반적으로 영양소에 포함되지는 않지만 매우 중요한 물질입니다. 체내 수분의 10%만 잃어도 기능 장애가 발생하며, 20%를 잃으면 생명을 잃을 수 있습니다. 물은 우리 몸에서 다음과 같은 역할을 합니다.

- 혈액의 주성분(약 80%)으로서 각종 성분을 조직으로 운반하고, 조직에서 생성된 불필요한 물질을 체외로 배출한다.
- 성분을 용해하여 각종 반응의 매개체 역할을 한다.
- 전해질을 용해하고 그 균형을 유지한다.
- 삼투압 평형을 유지하여 세포 형태를 보전한다.
- 땀 분비 작용을 통해 체온을 조절한다.

수분 섭취가 부족해서 생기는 탈수 증상으로는 피로, 식욕 부진, 어지러움, 비틀거림, 두통, 구토 등이 있습니다. 중증 상태가 되면 의식 장애나 경련, 혼수, 착각, 환각 등과 같은 정신 증상이 나타날 수 있습니다. 여름철 수분 부족은 **열사병**의 원인이 되기도 합니다.

적절한 수분 섭취량

우리가 섭취한 수분은 소장과 대장에서 흡수된 후 체내에서 대사됩니다. 이후 신장을 통해 소변으로, 소화관에서 소화액으로, 폐에서 호흡으로, 그리고 피부에서 땀이나 **불감성 수분 소실**[8] 형태로 체외로 배

---

8 불감성 수분 소실: 의식하지 못하는 사이에 피부에서 증발하는 물과 호흡에 포함된 물을 말합니다.

그림 4 성인의 수분 구분과 나이별 수분 섭취량 기준

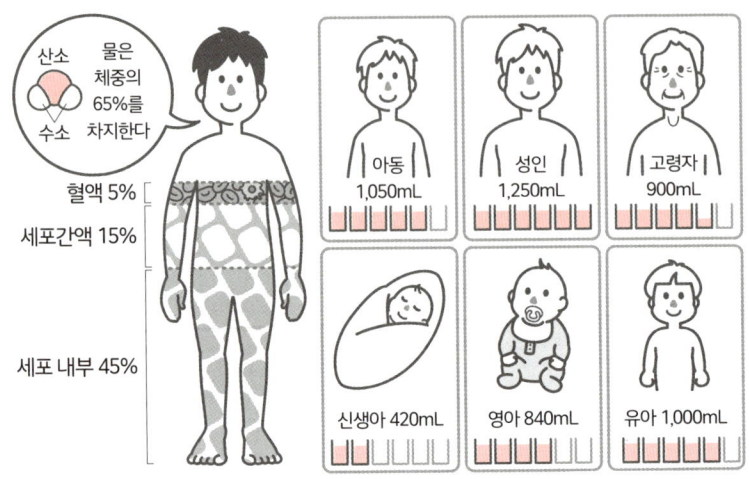

출됩니다.

 물 섭취량은 기본적으로 하루 소비량과 동일합니다. 성인 남성의 1일 물 소비량은 소변으로 1,500ml, 불감성 수분 소실로 900ml, 대변으로 100ml가 소비되므로 총 2,500ml가 됩니다. 수분 섭취량은 식사를 통해 약 1,000ml를 섭취하고, 체내에서 약 200ml가 생성되므로, 성인의 경우 음료수를 통해 의식적으로 하루 약 1,000~1,300ml의 수분을 섭취해야 합니다. 〈그림 4〉는 이렇게 계산한 나이별 수분 섭취량의 기준입니다.

제 3 장

영양소의 생리

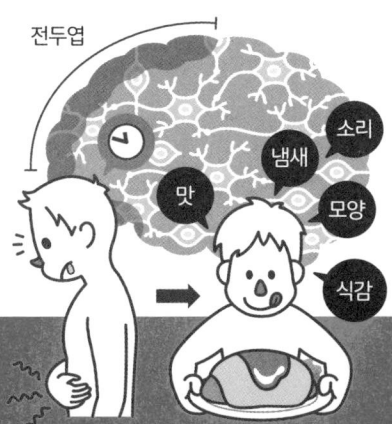

이번 장에서는 음식을 섭취할 때 식욕 중추의 역할과 조절, 음식의 소화, 영양소의 흡수, 배설 과정을 자세히 알아봅니다. 나아가 각 영양소의 대사 과정도 살펴보겠습니다. 이를 통해 영양소가 우리 몸에 어떻게 들어와 변화하고, 생명 유지에 어떤 중요한 역할을 하는지 이해할 수 있습니다.

음식물 섭취

사람과 같은 영장류는 초식 동물이나 식물에 비해 생명 활동에 필요한 성분을 체내에서 생산하고 저장하는 능력이 떨어집니다. 그래서 생명체를 구성하는 성분이나 에너지원, 다양한 대사 물질을 외부에서 받아들여야 합니다. 사람은 식사 때가 되면 배고픔을 느끼고, 몸에 필요한 음식물을 외부에서 적절히 섭취하기 위해 식욕이 생깁니다. 또한 미각을 발달시켜 맛있게 음식을 즐기는 기능을 갖추게 되었습니다.

식욕 중추와 그 조절 기능

먼저 뇌에 대해서 알아봅시다. 뇌는 다양한 부분으로 나뉘는데, 그중 간뇌는 상반부의 **시상**과 하반부의 **시상하부**로 구성됩니다. 그리고 시상하부 아래에 **뇌하수체**가 있습니다(그림 1). 시상하부에는 식욕을 생

그림 1 뇌의 구조

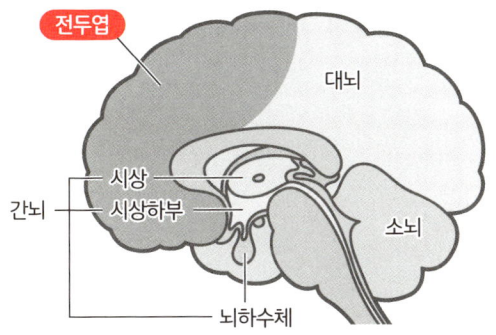

리적으로 조절하는 **식욕 중추**가 존재합니다. 식욕 중추에는 음식의 섭취를 촉진하는 **섭식중추**와 포만감을 발생시켜 섭식을 억제하는 **포만중추**가 있습니다. 우리는 식사 전에 공복감을 느끼고, 식사 후에 포만감을 느낍니다. 식욕을 느껴 식사를 시작하고, 어느 정도 먹으면 배가 불러 적당한 시점에서 자연스럽게 식사를 멈추게 됩니다. 이처럼 음식 섭취량의 균형을 유지할 수 있는 이유는 식욕 중추가 중요한 역할을 하기 때문입니다. 하지만 사람의 식욕 전반을 제어하는 최고사령탑은 식욕 중추가 아니라 대뇌의 가장 앞부분인 **전두엽**에 존재합니다(그림 1). 전두엽에서는 인간의 사고, 정서 등과 관련한 고차원적인 정신 활동이 이루어지며 시각, 미각, 촉각, 후각, 청각 등의 정보를 전달하는 신경망이 형성되어 있습니다. 정신적으로 안정되어 있을 때는 이 신경망의 영향 아래 식욕 중추가 정상적으로 작동하여 음식 섭취량을 적절히 관리할 수 있지만, 정신 활동이 불안정해지면 식욕 중추의 조절 기능이 떨어져 식욕이 현저히 저하되거나, 폭식 또는 감정적인 식사가 나타나기도 합니다.

공복감이란 무엇인가

공복감이란 무엇일까요? **공복감**은 고형식품에 대한 욕구가 표현된 상태를 말합니다. 이러한 공복감은 섭식중추가 활성화되면서 발생하며, 다음과 같은 요소들이 관여합니다.

위의 수축 운동

위가 완전히 빈 상태가 되면 약 30초간 지속되는 주기적인 **수축 운동**이 일어납니다. 이는 **공복 수축**이라고 불리는 현상으로 미주신경을 통해 식욕 중추에 전달되어 공복감을 느끼게 합니다. 그러나 3일 정도 단식하면 위에 내용물이 없어도 공복감을 느끼지 못합니다. 이는 영양 상태가 저하되어 위 운동이 둔해지기 때문입니다. 또한 공복 상태에서 물을 마시거나 정신적으로 긴장하면 공복 수축이 발생하지 않아 배고픔이 사라지기도 합니다. 비타민 B_1이 부족할 때도 위 수축 운동이 둔화하여 공복감이 잘 생기지 않습니다.

음식을 충분히 먹으면 위액이 분비되어 위가 늘어나고, 이 자극이 미주신경을 통해 포만중추로 전달되어 섭식중추를 억제하면서 공복감이 사라집니다. 하지만 위 절제로 인해 미주신경이 절단되어도 포만감은 느낄 수 있으므로 위 팽창만이 식욕의 기본적인 요인은 아니라고 할 수 있습니다.

혈당치와 유리지방산

식후에 혈당치가 상승하면 포도당의 자극으로 포만중추가 흥분하여 **포만감**을 느끼게 됩니다. 포만중추에서 몸에 충분한 에너지가 공급되었다는 정보가 체내로 전달되면 음식 섭취를 중단하게 됩니다. 반면 식사 후 시간이 지나 체내 에너지가 소모되면 혈당치가 떨어지고, 이를 보충하기 위해 체지방이 분해되면서 **유리지방산**이 방출됩니다. 혈액 속 유리지방산의 자극으로 섭식중추가 흥분하면 공복감을 느끼게 되고, 이는 곧 음식 섭취로 이어집니다.

호르몬

인슐린은 포도당 이용을 촉진하는 호르몬으로 포도당 농도 변화에 따라 섭식중추와 포만중추에 직간접적으로 영향을 미칩니다. **에스트로겐**은 여성 호르몬의 일종으로 여성의 월경주기와 식사 섭취량의 관계에 영향을 미친다고 알려져 있습니다. **렙틴**은 지방 세포에서 혈액으로 분비되는 펩타이드 호르몬입니다. 이 호르몬은 시상하부에 작용하여 음식 섭취를 억제하고 에너지 소비를 촉진하는 역할을 합니다. **그렐린**은 위에서 분비되는 펩타이드 호르몬으로 미주신경을 통해 시상하부로 전달되어 음식 섭취를 촉진합니다.

온도

차가운 공기에 접촉해 추위를 느끼면 그 자극이 섭식중추에 전달되어 식욕이 증가합니다. 이는 추위에 대한 적응 현상입니다. 반면 더위나 발열로 체온이 오르면 식욕 중추가 억제되어 식욕이 감소합니다.

식욕과 공복감은 다른 개념

식욕과 공복감은 서로 연관되어 있지만 같은 개념은 아닙니다. **식욕**은 음식을 섭취하고자 하는 생리적 욕구인 반면, 공복감은 배가 비어 있는 감각을 의미합니다. 공복감을 느끼더라도 과거의 식사 경험이나 현재의 정서 상태에 따라 식욕이 생기지 않을 수도 있습니다. 또한 눈으로 본 것(시각), 코로 맡은 것(후각), 귀로 들은 것(청각), 그리고 실제로 먹은 것(미각)에 의해서도 식욕은 증가하거나 감소합니다. 반대로 공복감이 없는데도 식후 디저트처럼 특정 음식이 먹고 싶다는 생각이 들면 식욕이 자극되어 먹을 수 있습니다.

예를 들면 인간은 시각적인 아름다움을 선호하는 경향이 있어 요리에 자연의 정서를 담거나 색과 모양, 나아가 식기 등을 아름답게 꾸미면 식욕을 높이는 데 효과가 있습니다. 후각은 개인차가 있기에 일반적으로 꺼리는 냄새라도 개인의 취향에 따라서는 식욕을 돋울 수 있습니다. 이 밖에도 음악, 조명, 날씨, 바람, 그리고 음식을 제공하는 사람 등 식사 환경 역시 식욕에 영향을 미칩니다.

다음은 사람의 식욕에 영향을 미치는 요인입니다.

- 공복감이나 포만감
- 건강 상태 및 정신 상태
- 성별, 나이
- 식습관이나 기호
- 음식의 물리적·화학적 성질이나 상태(맛, 모양, 향, 신선도)
- 식사 환경(날씨, 온도, 습도, 분위기, 조명)

미각

미각은 음식의 물리적, 화학적 성질이나 상태를 느끼는 감각입니다. 맛은 주로 혀의 맛봉오리 속에 있는 미각세포(그림 2)로 감지하며 **단맛, 신맛, 짠맛, 쓴맛, 감칠맛**의 다섯 가지 종류가 있습니다. 이밖에 매운맛, 떫은맛, 지방맛 등도 있지만, 이는 통각이나 촉각의 일종으로 여겨집

그림 2 혀의 구조

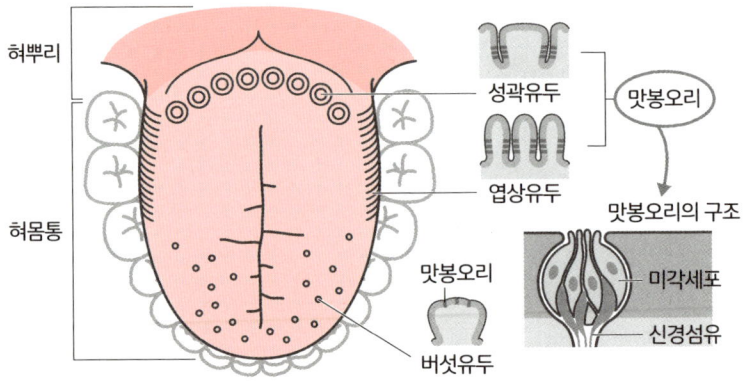

니다. 미각은 쉽게 둔해지며, 상호작용을 통해 강해지거나 약해지기도 합니다.

　단맛은 달콤한 것에 대한 감각입니다. 자연계의 대표적인 단맛은 자당이며, 이밖에 아미노산이나 인공 감미료인 아스파탐, 사카린 등도 있습니다.

　신맛은 신 것에 대한 감각입니다. 수소 이온을 분해하는 물질에서 신맛이 납니다. 유기산이 대표적이며 시트르산, 주석산, 젖산, 사과산 등이 그 예입니다.

　짠맛은 중성염에 대한 감각입니다. **소금**이 대표적인 예입니다. 소금은 나트륨과 염소의 화합물로 염소는 짠맛을 내고, 나트륨은 혈압을 높이는 작용을 합니다.

쓴맛은 쓴 것에 대한 감각입니다. 칼슘염이나 마그네슘염 같은 무기염류가 쓴맛의 성분입니다. 이는 맥주, 초콜릿, 커피 등 기호식품의 맛을 돋우는 역할을 합니다.

감칠맛은 깊고 풍부한 맛에 대한 감각입니다. 다시마나 간장의 글루탐산, 가쓰오부시의 이노신산 등이 감칠맛의 주요 성분입니다.

영양 감각에 따른 섭취량 조절

영양 감각이란 영양소 섭취와 관련된 종합적인 감각을 말합니다. 사람의 식욕은 단순히 배고픔 때문에 생기는 것이 아니라 시각, 미각, 촉각, 후각, 청각 같은 **국소성 영양 감각**과 공복감, 포만감, 갈증, 기호 같은 **전신성 영양 감각**이 복합적으로 작용하여 나타납니다(그림 3). 만약 식욕이 지나치게 왕성하여 과식하거나, 반대로 식욕이 부진하여 저영양 상태에 놓여 있다면, 이러한 다양한 요인을 종합적으로 조절할 필요가 있습니다.

예를 들어 신체적, 정신적 문제가 있으면 일반적으로 식욕이 떨어집니다. 그래서 식욕의 유무는 건강이나 질병 상태를 판단하는 중요한 기준이 됩니다. 식욕 부진의 원인은 과식, 과도한 음주나 자극적인 음식 섭취, 운동 부족, 과로, 불면, 영양 결핍 같은 생리적 요인부터 우울증이나 고민 등 심리적 요인까지 다양합니다. 또한 환자나 고령자에게

그림 3 식욕 조절

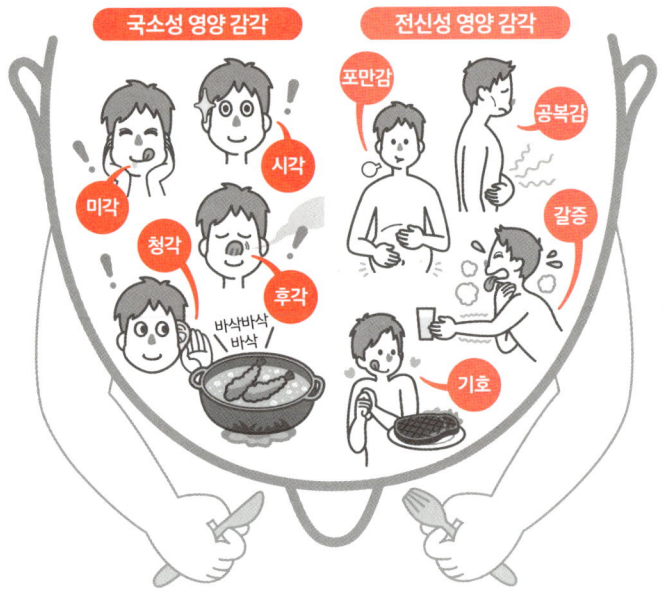

서 나타나는 신체 및 장기의 기능 저하, 식욕 부진증, 약물 부작용에 따른 식욕 부진도 있습니다. 따라서 식욕 부진의 원인을 정확히 파악하여 그 원인을 제거하거나 완화하는 것이 무엇보다 중요합니다.

소화

소화란 음식 성분을 우리 몸이 흡수하기 쉬운 최소 단위로 분해하는 과정을 말합니다. 소화의 방법에는 **기계적 소화**와 **화학적 소화**가 있습니다.

    기계적 소화는 **저작**으로 음식물을 잘게 부수고, 소화관의 꿈틀운동을 통해 내용물을 혼합하고 운반하여 화학적 소화를 돕는 작용을 의미합니다.

    화학적 소화는 침, 위액, 췌장액 같은 소화액이나 소장 점막에 있는 **분해 효소**에 의해 영양소가 화학적으로 분해되는 과정을 말합니다. 화학적 소화에는 **관강내 소화**와 **막소화**(뒤에서 설명)가 있습니다.

    소화를 통해 음식물이 분해되면 음식물이 지닌 종 특이성이나 항원성이 제거됩니다. 예를 들면 사람이 돼지 뒷다릿살을 먹어도 사람의 허벅지 근육이 돼지처럼 변하지 않습니다. 이는 돼지의 단백질이 돼지 고유의 형태가 아닌 아미노산이나 펩타이드로 분해되어 흡수된 후, 인체 내에서 인간의 단백질로 다시 합성되기 때문입니다.

소화기관

이번에는 소화기관에 대해 알아보겠습니다. 입에서 시작하여 다음 장기들이 순서대로 이어집니다.

구강

구강에서 이루어지는 기계적 소화는 소화의 첫 번째 단계입니다. 먼저 치아를 이용하여 음식물을 잘게 부수는 **저작** 과정이 있고, 이어서 이물질을 가려내어 먹을 수 있는 것만 삼키는 **연하** 과정이 진행됩니다. 다음으로 화학적 소화가 시작되는데, 침샘에서 분비되는 아밀레이스에 의해 전분이 분해됩니다. 또한 구강은 맛을 느끼는 역할을 합니다. 맛에 대한 정보가 신경계를 통해 대뇌로 전달되어 맛에 대한 만족감이나 불만감을 판단하게 됩니다. 즉 구강은 우리 몸에 영양소가 들어오는 최초의 관문 역할을 합니다.

위

구강 내에서 잘게 부서지고 침과 섞인 음식물은 식도를 지나 두 번째 소화 과정을 거칩니다. 위의 입구는 **분문**, 출구는 **유문**이라고 부르는데, 이 두 출입구에 있는 괄약근이 위로 들어오는 음식물 출입을 조절하고, 위 안에 음식물이 머무는 시간을 결정합니다. 단백질이나 지질 함량이 높은 음식일수록 위에서 배출되는 시간이 길고, 수분이나 탄수화물이 많은 음식은 짧습니다. 하지만 배출 시간이 짧다고 해서 꼭 소화가 잘되는 음식이라고 볼 수는 없습니다.

위 안쪽 점막에는 주름이 있어 다량의 음식물이 들어오면 주름이 펴지면서 표면적이 넓어집니다. 위 안에는 위액을 분비하는 위선이 존재하는데, 위저부에서는 펩시노겐과 염산을, 유문부에서는 주로 점액을 분비합니다.

위는 다음과 같은 기능을 합니다.

- 음식물을 일시적으로 저장하고 조금씩 장으로 보내 장에서의 소화·흡수를 돕는다.
- 음식물의 온도를 체온에 가깝게 조절하여 장의 분해 효소 작용을 안정시킨다.
- 펩시노겐이 활성화되어 펩신이 되면 단백질 소화를 시작한다.
- 구강 내에서 작용했던 타액 아밀레이스의 활동이 염산에 의해 중단된다.
- 염산으로 음식물 속 잡균을 살균한다.
- 알코올을 흡수한다.
- 유문에서 소화관 호르몬[1]을 분비한다.

소장

소장은 **십이지장, 공장, 회장**으로 구성된 장기입니다(그림 4). 소장의 내부에는 수많은 주름이 있고, 그 위에는 작은 털 같은 **융모**가 촘촘히 돋아 있습니다(그림 4). 주름과 융모를 모두 펼치면 소장의 표면적은 테니스 코트 한 면에 달할 정도로 넓습니다.

---

1 소화관 호르몬: 소화액 분비와 소화관 운동을 조절하는 호르몬으로 가스트린, 세크레틴 등이 있습니다.

그림 4 소장의 구조

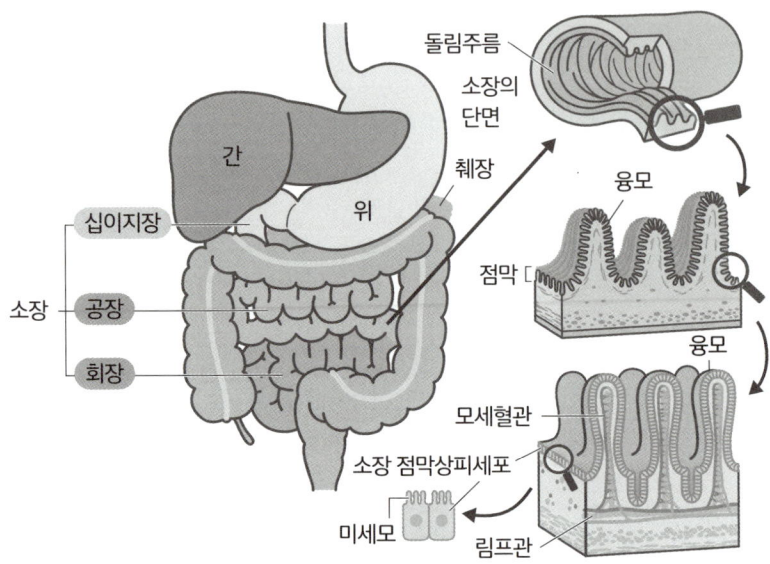

소장에서 이루어지는 소화에는 세 가지 단계가 있습니다.

첫째, **췌장액**에 의한 소화입니다. 이는 췌장에서 합성되어 십이지장으로 배출됩니다. 췌장액에는 전분을 분해하는 **알파-아밀레이스**, 지방을 분해하는 **리파아제**, 단백질을 분해하는 **트립신**과 **키모트립신** 등 여러 분해 효소가 존재합니다. 췌장액의 분비는 소화관 호르몬이 췌장 세포를 자극함으로써 촉진됩니다.

둘째, **담즙**에 의한 소화입니다. 간에서 합성된 담즙은 쓸개에서 농축된 후 십이지장으로 배출됩니다. 담즙에는 담즙산, 담즙 색소, 콜레스테롤 등이 포함되어 있지만, 분해 효소는 들어 있지 않습니다. **담즙산**은 지방을 잘게 쪼개는 유화작용을 통해 리파아제가 효율적으로 작용하도록 돕고, 동시에 지방산과 지용성 비타민의 흡수를 촉진합니다. 또한 담즙산은 지방산이나 모노글리세라이드와 **미셀**[2]을 형성하는데, 이들은 소장 벽으로 흡수된 후 문맥혈을 통해 간으로 들어가 다시 담즙으로 배출됩니다(그림 5). 이 과정을 **장간순환**이라고 하며, 담즙산 외에도 빌리루빈, 콜레스테롤, 비타민 K 등도 이 순환의 대상이 됩니다.

마지막은 **소장 점막**에 의한 소화입니다. 최종 분해 효소는 소장액에는 포함되어 있지 않고, 소장 점막상피세포의 **미세융모**에 존재합니다. 이 분해 효소는 소화와 동시에 흡수도 촉진하는데, 이를 **막소화**라고 합니다.

대장

대장에서는 소량의 점액이 분비되지만 분해 효소는 포함되어 있지 않습니다. 대장은 수분을 흡수하고 변을 형성합니다. 한편 대장에는 다량의 **장내 세균**이 서식하면서 셀룰로스처럼 소화되지 않은 식이섬유를 분해합니다. 이 과정에서 아세트산, 프로피온산, 뷰티르산 등이 생

---

2 미셀: 물과 결합하기 쉬운 친수성기와 물과 결합하기 어려운 소수성기(친유성기)를 지닌 분자가 친수성기를 바깥쪽으로 향하게 하여 배열된 집합체입니다. 이는 유화 과정(뒤에서 설명)을 통해 생성됩니다.

그림 5 장간순환

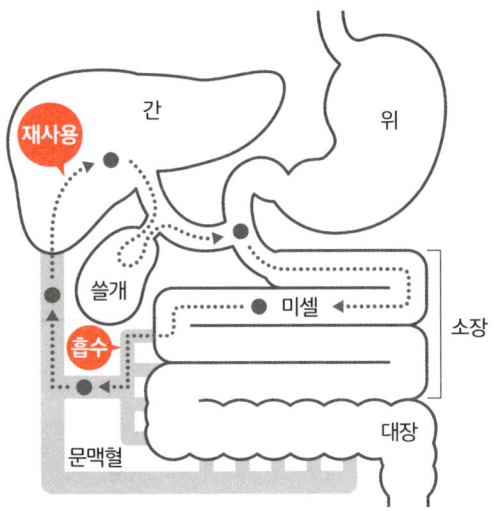

성되며, 우리 몸은 이를 흡수하여 에너지원으로 활용합니다. 과거에는 해조류, 버섯, 곤약 등 주성분이 식이섬유인 식품들이 소화·흡수가 되지 않아 칼로리가 없다고 생각했습니다. 하지만 현재는 장내 세균의 작용으로 발효 에너지를 제공하는 식품으로 인식되고 있습니다.

흡수

흡수란 소화기관에서 분해된 성분이 소화관 벽을 통해 체내로 들어가는 과정을 말합니다. 대부분 영양소는 소장 점막에서 흡수됩니다.

하지만 알코올은 위에서 흡수되고, 수분과 미네랄, 대장에서 생성되는 유기산 등은 대장에서 흡수됩니다. 식후 약 2시간이 지나면 소장에서 영양소 흡수가 시작되고, 대략 9시간 후에는 흡수가 완료됩니다. 소화·흡수되지 않은 잔여물은 대장에서 18시간 이상 머무르며 수분 등이 흡수되면서 점차 단단해집니다. 그리고 식후 약 24시간이 지나면 변으로 배출됩니다.

흡수의 원리

영양소는 소화관 벽을 통해 흡수되는데, 이 과정에는 **수동 수송**과 **능동 수송**이라는 두 가지 방식이 있습니다.

수동 수송은 용해 성분의 농도가 높은 곳에서 낮은 곳으로 막을 통과하는 원리입니다. 이는 삼투 또는 확산 현상에 기반하며, 흡수 과정에 에너지가 필요하지 않습니다.

능동 수송은 **농도 기울기**에 역행하여 막을 적극적으로 통과하는 원리입니다. 이 방식은 에너지(ATP)를 활용하며, 에너지 반응계와 연계하여 흡수되는 경로이므로 흡수될 특정 성분과 결합하는 수송체(펌프)가 필요합니다. 포도당과 아미노산은 능동 수송에 해당합니다. 한편 지방은 분해되어 지방산이 된 후 담즙산에 의해 유화되어 확산을 통해 장관 벽으로 들어갑니다. 그런 다음 ATP 등 고에너지 화합물의 도움을 받아 지방으로 재합성되어 장관을 나와 림프관을 거쳐 흡수됩니다. 즉 지방은 수동 수송과 능동 수송이 결합하여 흡수되는 복합적인 방식을 따릅니다.

흡수 경로

단당류, 아미노산, 글리세롤, 단쇄지방산 등은 소장 융모의 혈관과 장간막 정맥을 거쳐 문맥으로 모인 후 간에서 흡수됩니다. 반면 탄소 사슬이 긴 장쇄지방산은 장관 내부에서 재합성된 후 단백질과 결합하여 킬로마이크론[3]을 형성합니다. 이것이 소장의 림프관으로 들어가 흉관을 거쳐 쇄골 아래 부근에서 대정맥으로 유입되어 전신을 순환하게 됩니다.

배설

우리가 섭취한 음식물 중에서 필요한 성분은 소화·흡수되고 나머지는 변으로 **배설**됩니다. 변에는 수분 이외에 다음과 같은 물질들이 포함됩니다.

---

[3] 킬로마이크론: 리포단백질 입자로 트라이글리세라이드, 인지질, 콜레스테롤, 단백질로 구성됩니다. 킬로마이크론은 장에서 흡수된 지질을 전신으로 운반하는 역할을 합니다(뒤에서 설명).

- 소화·흡수되지 않은 음식물 찌꺼기
- 담즙, 효소, 점액 등 소화관에서 생성된 물질
- 소화관 상피 세포에서 떨어져 나온 성분
- 칼슘, 철 등 소화기관으로 배설된 성분
- 장내 세균

변의 색깔은 주로 담즙 색소에 따라 달라집니다. 황달 등으로 담즙 색소가 변으로 배출되지 못하면 회백색을 띠게 됩니다. 변의 양이나 배변 횟수는 식습관이나 식사량에 따라 달라지지만, 일반적으로 동물성 식품보다 식물성 식품 섭취량이 많으면 식이섬유 섭취량이 늘어나면서 변의 양이 많아집니다.

영양소의 소화·흡수

이제부터는 영양소별로 소화 및 흡수 과정을 살펴보겠습니다(그림 6).

단백질

단백질은 위에서 위산으로 활성화된 **펩신**에 의해 펩톤 단계로 분해됩니다. 이후 십이지장에 도달하면 췌장액에 포함된 트립시노겐이 장벽의 엔테로키나제에 의해 **트립신**으로 활성화되어 추가적인 소화를 돕

그림 6 단백질, 지질, 전분의 소화 및 흡수

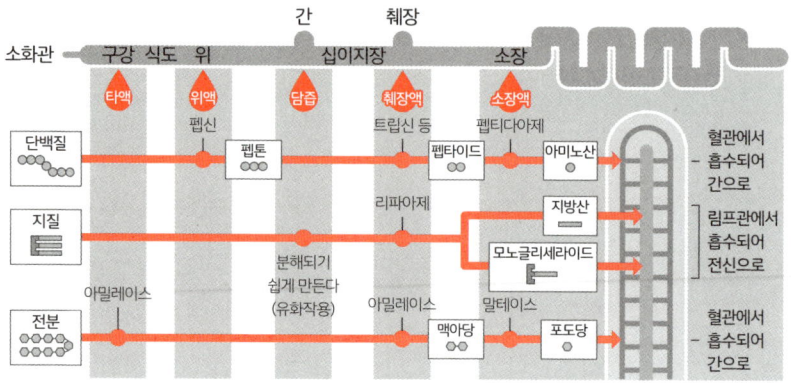

습니다. 또한 같은 췌장액 중 키모트립시노겐은 트립신에 의해 활성화되어 **키모트립신**으로 전환되며, 이 소화 효소는 펩톤을 올리고펩타이드로 분해합니다. 그런 다음 장관 점막 세포의 막소화 과정을 거쳐 아미노산, 다이펩타이드(아미노산 2개 결합), 트라이펩타이드(아미노산 3개 결합)로 분해되어 소장에서 흡수된 후 문맥을 거쳐 간에 도달하게 됩니다.

지질

우리가 섭취하는 대부분의 지질은 위에서는 거의 소화되지 않고 위액과 섞여 십이지장으로 이동합니다. 십이지장에 도달한 지질은 알칼리

성인 십이지장액에 의해 비누화[4]되고, 이어서 담즙산에 의해 유화[5]되어 소화 효소가 작용하기 쉬운 상태가 됩니다(이 단계에서는 아직 소화가 이루어지지 않습니다). 이후 췌장액의 지방 분해 효소인 **스테압신(리파아제)**에 의해 지질은 모노글리세라이드와 지방산으로 분해되어 소장에서 흡수됩니다. 융모 세포는 흡수한 모노글리세라이드와 지방산 대부분을 즉시 지방으로 재합성하여 융모 내 림프관으로 보냅니다. 이는 흉관을 거쳐 왼쪽 쇄골하정맥을 통해 직접 혈류로 유입되면서 온몸을 순환하게 됩니다. 즉 지질은 다른 영양소와 달리 흡수된 후 문맥을 지나 간에서 저장되거나 대사되지 않고 곧바로 전신을 순환한다는 특징이 있습니다. 다만 탄소 수가 12개 이하인 단쇄지방산은 에스터화[6]되지 않고, 다른 영양소와 마찬가지로 그대로 문맥으로 들어가 간으로 운반됩니다.

콜레스테롤도 중성지방과 마찬가지로 담즙산에 의해 미셀 형태로 만들어져 장의 점막 세포에 흡수됩니다. 점막 세포 안에서 콜레스테롤은 지방산 에스터가 되어 다른 지질과 함께 킬로마이크론을 형성하고 림프관으로 들어갑니다(뒤에서 설명). 또한 지질의 소화에 관여한 담

---

4 비누화: 에스터가 알칼리와 반응하여 산의 염과 알코올로 가수분해되는 화학 반응.
5 유화: 물과 기름처럼 본래 섞이지 않는 물질을 유화제 등을 사용하여 섞이도록 만드는 것을 의미합니다.
6 에스터화: 산과 알코올을 반응시키면 탈수 반응이 일어나고, 그 결과 -COO- 구조의 에스터 결합을 가진 화합물이 생성됩니다. 에스터화로 생성된 화합물은 물에 잘 녹지 않으며 유기 용매에 녹는 특성이 있습니다.

즙산의 일부는 회장에서 재흡수되어 문맥을 통해 간으로 돌아갑니다 **(장간순환)**.

탄수화물

탄수화물에 포함된 전분은 구강이나 위에서 **타액 아밀레이스**의 작용을 받아 덱스트린과 맥아당으로 소화됩니다. 이후 췌장 관에서 생성되어 장관으로 분비되는 **췌장액 아밀레이스**에 의해 대부분 맥아당까지 소화됩니다. 이어서 소장 상피세포의 막 표면에 국소적으로 존재하는 **이당류 분해 효소**에 의해 막 표면에서 소화와 흡수가 균형 있게 진행됩니다. 이당류 분해 효소는 작용하는 당질에 따라 몇 가지로 나눕니다. 구체적으로 맥아당은 말테이스에 의해 포도당으로, 자당은 수크레이스에 의해 포도당과 과당으로, 그리고 유당은 락테이스에 의해 포도당과 갈락토스로 분해됩니다. 이처럼 각각의 이당류는 막소화를 거쳐 흡수됩니다.

탄수화물에 포함된 **식이섬유**는 소화 효소가 없어 소화되지 않은 채 대장까지 도달하여 변의 재료가 됩니다. 그러나 일부 식이섬유는 대장 내의 장내 세균에 의해 발효되어 단쇄지방산이나 메탄가스를 발생시키고, 이들은 흡수되어 에너지원이 됩니다.

식이섬유의 물리화학적 성질에는 ①포수성 및 팽윤성, ②점성, ③흡착 작용 등이 있습니다. 포수성과 팽윤성은 식이섬유가 수분을 흡수하여 팽창하는 성질을 말하며, 이는 음식물이 위 안에 머무는 시간과 소화관을 이동하는 속도에 영향을 줍니다. 점성은 물질의 확산을 억제하는 성질로, 이 역시 음식물이 위에서 머무는 시간과 소화관을 이동하는 속도에 관여합니다. 흡착 작용에는 이온 교환에 의한 흡착과 물을 꺼리는 소수성 결합에 의한 흡착이 있으며, 미네랄, 담즙산, 발암물질 등을 흡착하는 역할을 합니다.

비타민

수용성 비타민은 대부분 소장에서 그대로 흡수되지만, 지용성 비타민은 담즙산 분비로 지방이 소화될 때 함께 흡수되는 과정이 필요합니다(그림 7). 흡수율은 비타민 종류마다 다릅니다. 비타민 A, D, E, K와 같은 지용성 비타민은 모두 지질과 함께 소장에서 흡수되며, 주로 림프관을 통해 간에 축적됩니다. 흡수율은 음식의 조합 등 여러 조건에 따라 달라지는데, 특히 지질 섭취량이 적으면 이들 비타민의 흡수율도 저하됩니다. 수용성 비타민 중에서도 비타민 B_{12}는 위 안에 존재하는 내인자인 당단백질과 결합해야 흡수됩니다. 그래서 위를 절제하면 내인자가 감소하여 비타민 B_{12}의 흡수가 나빠질 수 있습니다.

각 비타민은 고유한 대사 경로를 가집니다. 일반적으로 비타민은 간에 축적되며, 이 중에서 지용성 비타민은 필요할 때 혈액으로 나와 단백질(알부민)과 결합한 형태로 각 조직으로 운반됩니다. 수용성 비타민

그림 7 비타민의 흡수

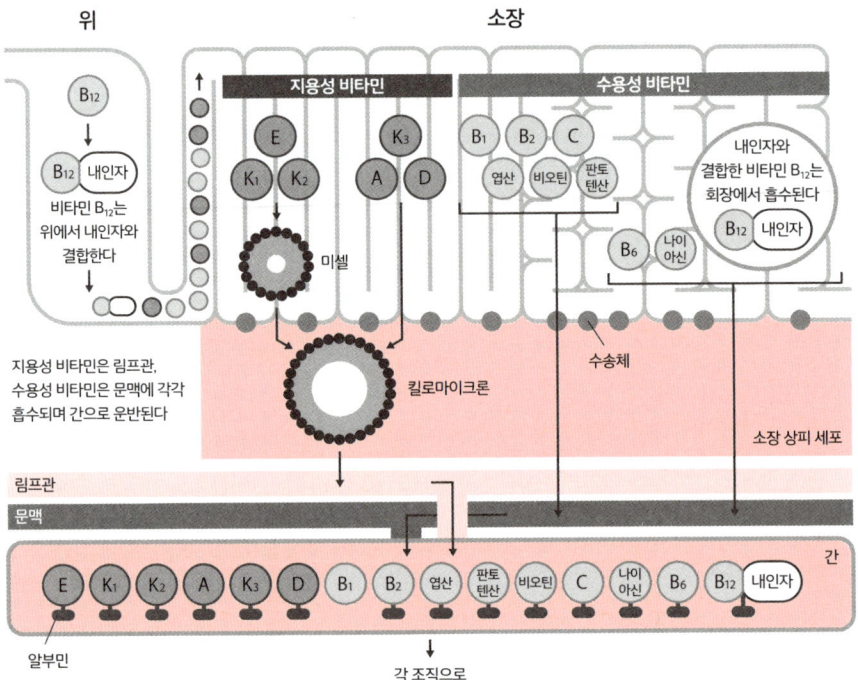

▶『カラー図解 栄養学の基本がわかる事典(컬러 도해 영양학의 기본을 이해하는 사전)』川島由起子 / 監, 西東社(2013)을 참고하여 작성

은 비타민 B₁을 제외하고는 알부민과 결합하여 전신을 순환하는 경우가 많습니다.

미네랄

미네랄은 주로 소장 상부에서 흡수되며, 미네랄 각각의 흡수율은 음식의 조합에 따라 달라집니다. 예를 들면 칼슘의 흡수율은 대략 50%인데, 저단백질 음식과 함께 섭취하면 흡수율이 떨어집니다. 반면 우유 및 유제품은 다른 식품에 비해 칼슘 흡수율이 더 높습니다. 또한 유당이나 비타민 D는 칼슘의 흡수율을 높여주지만, 시금치 등에 포함된 옥살산은 오히려 흡수율을 떨어뜨립니다.

　인의 흡수율은 함께 섭취하는 음식물에 포함된 칼슘의 비율이 중요하며, 비타민 D에 의해 흡수가 촉진됩니다. 유황은 대부분 음식물에 함유된 아미노산 형태로 섭취되며, 나트륨은 대체로 소금(염소)으로 섭취되고 거의 모두 흡수됩니다. 철은 비타민 C와 함께 섭취할 때 흡수율이 높아집니다. 이는 음식에 포함된 3가 철이 비타민 C에 의해 흡수되기 쉬운 2가 철로 환원되기 때문입니다. 또한 철은 단백질과 함께 섭취할 때도 흡수율이 높아집니다. 이는 철분이 흡수되어 체내를 이동할 때 단백질과 특별하게 결합하기 때문입니다.

단백질의 대사

단백질은 소화·흡수되어 아미노산 형태로 문맥을 지나 간에 도달하며, 여기에서 인체 내의 체단백 분해로 생성된 아미노산과 합류하여 인체에 필요한 체단백으로 합성됩니다. 체단백은 물 다음으로 인체에 많은 성분이며, 인체에서 가장 중요한 기능을 하므로 흔히 '인체는 단백질로 이루어져 있다'고 표현합니다. 체단백은 아미노산을 기본으로 새롭게 합성되며, 오래되면 분해되고 이 과정에서 생기는 요소나 암모니아는 체외로 배설됩니다. 체단백을 합성하려면 체내에서 합성되지

그림 8 아미노산의 대사

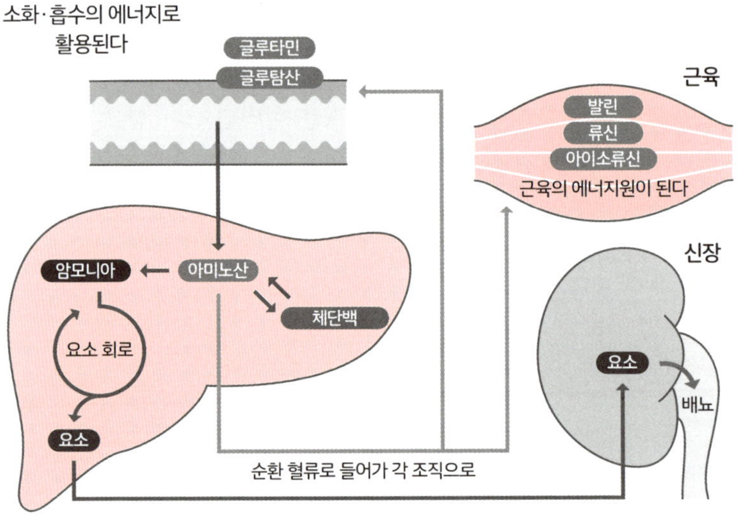

- 소화·흡수의 에너지로 활용된다
- 글루타민
- 글루탐산
- 근육
  - 발린
  - 류신
  - 아이소류신
  - 근육의 에너지원이 된다
- 암모니아 ← 아미노산
- 체단백
- 요소 회로
- 요소
- 신장
- 요소
- 배뇨
- 순환 혈류로 들어가 각 조직으로

않는 필수 아미노산을 음식으로 꾸준히 섭취해야 합니다. 또한 비필수 아미노산도 체단백을 합성하는 재료로 쓰이므로, 두 가지 모두 충분히 섭취하는 것이 중요합니다.

소장에서 흡수된 아미노산은 문맥을 거쳐 간으로 이동하며, 간에서 그 일부가 분해되거나 체단백으로 합성됩니다. 나머지는 순환 혈류로 들어가 각 조직에서 이용됩니다. 아미노산의 대사를 담당하는 주요 기관은 소장, 간, 신장, 근육이며, 기관마다 대사의 특징이 다릅니다(그림 8).

먼저 **소장**에서는 **글루타민과 글루탐산이 가장 많이 대사**됩니다. 이들은 소장의 소화·흡수 과정에 필요한 에너지로 활용되며, 일부는 다른 아미노산으로 전환되기도 합니다.

이어서 **간**에서는 가지사슬아미노산[7]을 제외한 대부분의 **아미노산 대사**가 이루어집니다. 간은 아미노산과 단백질의 합성 및 분해가 활발하게 일어나는 기관입니다.

그리고 **근육**에서는 간에서 대사되지 않는 **가지사슬아미노산**이 대사되며, 근육의 에너지원으로 사용됩니다.

마지막으로 **신장**입니다. 아미노산을 형성하는 **아미노기는 간에서 대사되어 유독한 암모니아가 되며**, 요소 회로를 통해 무독한 요소로 변환

---

7 가지사슬아미노산: 지방족 아미노산 중 발린, 류신, 아이소류신의 세 가지를 말합니다.

됩니다. 그리고 이 요소는 최종적으로 신장을 통해 배설됩니다.

음식으로 단백질을 섭취하는 목적은 근육과 내장을 만드는 단백질의 합성 재료를 공급할 뿐만 아니라 각종 대사를 관장하는 비타민이나 생리활성 물질의 원료인 아미노산을 공급하려는 목적도 있습니다. 예를 들면 트립토판은 뇌의 신경전달물질인 세로토닌과 비타민 나이아신의 재료가 됩니다. 또한 라이신과 메티오닌은 지방산 분해에 관여하는 카르니틴을 형성하고, 티로신은 카테콜아민과 티록신을 합성합니다. 나아가 핵산을 구성하는 피리미딘 염기의 질소는 글리신, 아스파라긴산, 글루탐산이 공급합니다. 그리고 아미노산과 단백질의 대사 과정에서 아미노산은 단순히 단백질의 재료가 되는 데 머물지 않고, 체단백 합성을 촉진하고 분해를 억제하는 조절을 합니다. 예를 들어 트립토판은 간이나 골격근에서 합성을 촉진하는 작용을 하고, 류신, 메티오닌, 페닐알라닌, 글루타민은 간에서 단백질 분해가 일어날 때 억제 신호로 작용합니다.

단백질의 합성·분해 조절

단백질은 유전자 DNA의 정보가 mRNA로 **전사**되고, 이 정보가 **번역**됨으로써 합성됩니다(그림 9). mRNA로의 전사는 RNA 중합효소에 의해 이루어지며, 이 전사 과정의 조절에는 영양소나 호르몬 같은 전사 조절 인자가 관여합니다. 예를 들면 스테로이드 호르몬, 갑상샘 호르

그림 9 단백질의 합성

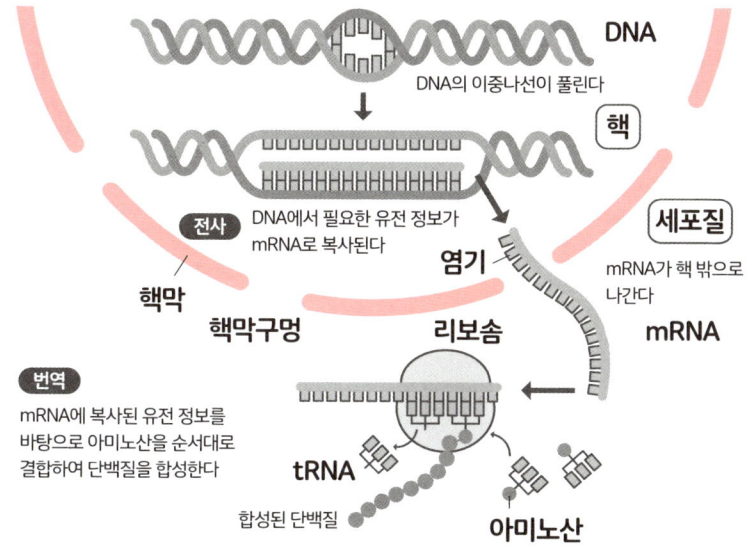

몬, 비타민 A는 전사 활성을 제어합니다. 번역 과정에 관여하는 촉진 인자로는 인슐린, 성장 호르몬, 양질의 단백질, 아미노산 등이 있고, 반면에 억제 인자로는 단백질 제한식, 절식 등이 있습니다.

음식을 통해 섭취하는 단백질은 하루 평균 남성이 약 80g, 여성이 약 60g이지만, 체내에서 대사되는 단백질의 총량은 약 400g에 달하므로 약 80%는 체단백을 분해하여 얻은 아미노산에 의존합니다. 다시 말해, 매일 **새롭게 합성되는 체단백의 약 80%는 인체 내의 단백질을 재활용하여 만들어진다**는 뜻입니다. 이러한 사실로 미루어 볼 때, 인체는 매일 변화하는 환경에 적응하기 위해 그때그때 체단백을 새로 만들어 내고 있다고 볼 수 있습니다. 따라서 체단백은 단순히 쓸모가 없어서 분해되는 것이 아니라 필요에 따라 선택적으로 분해됩니다. 단백질의 분해 속도는 종류마다 다릅니다.

식후에는 단백질의 소화 및 흡수량이 늘어나 혈중 아미노산 농도가 상승하고, 근육을 비롯해 다양한 조직으로 아미노산의 공급량이 증가합니다. 동시에 인슐린 분비가 촉진되면서 조직의 아미노산 흡수와 단백질 합성을 돕고, 단백질 분해는 억제됩니다. 반면 식간(食間)에는 혈당 수치가 감소하고, 부족한 에너지를 보충하기 위해 체단백과 아미노산의 분해가 촉진되면서 포도당 합성이 활발해집니다. 이러한 대사를 **포도당 신생합성**이라고 합니다. 또한 분해된 각종 아미노산은 최종적으로 당질과 지질 대사에 편입됩니다. 이때 당질 대사에 합류하면 **당원성 아미노산**, 지질 대사에 합류하면 **케톤성 아미노산**이라고 합니다.

아미노기를 지닌 아미노산은 두 가지 경로로 처리됩니다. 하나는 **아미노기 전이 반응**입니다. 이는 불필요해진 아미노산의 아미노기를 당질로 전환하여 새로운 아미노산을 만드는 경로입니다. 즉 아미노기가 제거된 아미노산이 시트르산 회로(뒤에서 설명)로 들어가 당질로 변환되는 포도당 신생합성 경로입니다. 다른 하나는 아미노기의 질소(N)를 체외로 배출시켜 암모니아(NH_3)로 전환한 다음, 이를 **요소 회로**로 전달하여 소변 속 요소로 배출하는 경로입니다.

이처럼 단백질은 우리 몸에서 합성과 분해를 반복합니다. 그리고 단백질의 손실과 섭취가 균형을 이루는 상태를 **질소 평형**이 유지된다고 하며, 이는 단백질 섭취에 과잉이나 부족이 없음을 의미합니다. 또한 혈장에는 각 조직과 간에서 합성되거나 분해된 아미노산 및 단백질이 공급되어 일정한 농도를 유지하기 때문에 혈장 상태를 통해 단백질의 영양 상태를 파악할 수 있습니다.

지질의 대사

지질과 리포단백질

흡수된 지질은 혈액을 순환할 때 단백질과 결합하여 **리포단백질** 형태로 변환됩니다(그림 10). 지질이 리포단백질의 형태로 변하는 이유는 물에 잘 녹지 않는 지질이 단백질과 결합하여 미셀을 형성함으로써

그림 10 리포단백질

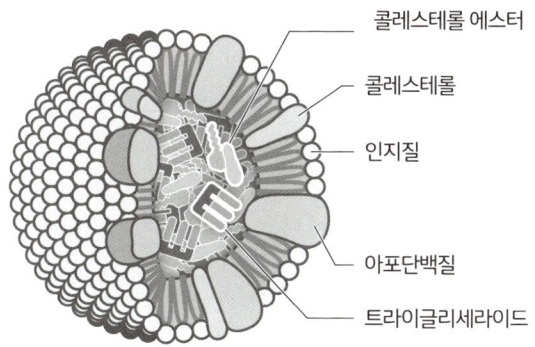

그림 11 지질의 소화 및 흡수

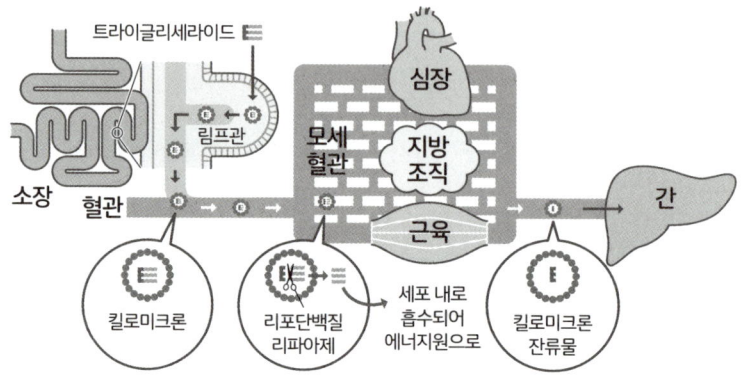

물과 섞이기 쉬운 상태가 되기 때문입니다.

지질의 일종인 트라이글리세라이드는 소화·흡수된 후 소장 내에서 **킬로미크론**을 형성하고, 림프관으로 들어가 혈액을 순환하면서 지방 조직이나 근육으로 이동합니다(그림 11).

혈액 속을 흐르는 킬로미크론은 지방 조직, 근육, 심장 등의 모세혈관에서 리포단백질 리파아제의 작용으로 주요 구성 성분인 트라이글리세라이드가 분해됩니다. 이렇게 분리된 지방산은 세포 내로 들어가 에너지원으로 사용됩니다. 트라이글리세라이드를 대부분 잃은 킬로미크론은 킬로미크론 잔류물이 되어 간에 흡수됩니다(그림 11). 간에서 합성된 지질은 **VLDL(초저밀도 리포단백질)**이라는 리포단백질에 의해 말초 조직으로 운반되어 킬로미크론과 같은 방식으로 분해됩니다.

VLDL은 트라이글리세라이드를 말초 조직으로 전달하는 과정에서 밀도가 점점 높아집니다. 그 결과 트라이글리세라이드 함량이 낮고 콜레스테롤 농도가 비교적 높은 **LDL(저밀도 리포단백질)**이 됩니다. 다시 말해 LDL은 간에서 말초 조직으로 콜레스테롤을 적극적으로 운반하는 리포단백질이며, LDL콜레스테롤 수치가 높다는 것은 동맥경화가 진행되고 있음을 시사합니다. 그래서 일반적으로 LDL콜레스테롤을 '나쁜 콜레스테롤'이라고 부릅니다. 한편 밀도가 높은 리포단백질은 **HDL(고밀도 리포단백질)**이라고 하며, 말초 조직에서 간으로 지질을 되돌리는 역할을 합니다. 말초 조직에서 간으로 콜레스테롤을 운반하기 때문에 '착한 콜레스테롤'이라고 부릅니다.

지질의 분해, 합성 조절

각 조직에서 지질은 말초 혈관 내벽에 분포한 **리포단백질 리파아제**의 작용으로 지방산과 글리세롤로 분해됩니다. 분해된 지방산은 알부민과 결합하여 유리지방산이 되어 혈액 속을 이동하다가 필요한 조직에 흡수되면 세포 내 미토콘드리아로 들어갑니다. 미토콘드리아에서 지방산은 베타 산화 과정을 통해 아세틸 CoA로 분해되고, 시트르산 회로(뒤에서 설명)로 들어가 에너지원으로 사용됩니다. 한편 지방 조직에 존재하는 호르몬 감수성 리파아제는 평소에는 비활성 상태로 존재합니다. 그러나 에너지가 부족한 공복이나 절식 상태가 되어 혈당이 낮아지면, 글루카곤이나 아드레날린 같은 혈당 상승 호르몬이 분비되어 간의 글리코겐 분해를 촉진하고 혈당을 높이려고 합니다. 이러한 호르몬 분비가 감지되면 호르몬 감수성 리파아제가 활성화되어 트라이글리세라이드의 분해가 시작됩니다. 이때 지방산과 글리세롤이 혈액으로 방출되면서 부족한 에너지를 보충하게 됩니다.

체지방 비율은 성인의 경우 남성이 약 15%, 여성이 약 25%로 주로 피하와 내장 주변에 축적됩니다. **체지방의 주성분은 트라이글리세라이드이며, 이는 평균 약 2개월분의 에너지양을 저장**하고 있습니다. 당질이나 지질의 섭취가 많은 에너지 과잉 상태에서는 트라이글리세라이드 합성이 늘어나 체지방이 쌓입니다. 반대로 에너지가 부족한 상태에서는 체지방 분해가 촉진됩니다. 트라이글리세라이드는 글리세롤에 3개의 지방산이 단계적으로 에스터 결합하여 생성되며, 지방산은 아세틸-CoA가 말로닐-CoA를 거쳐 합성됩니다.

이처럼 다양한 지질 대사는 음식물의 종류나 생명체의 영양 상태에 영향을 받습니다. 대사조절은 효소의 유전자 발현이나 활성화를 촉진하거나 억제하면서 이루어지는데, 이 조절 과정에서 중요한 역할을 하는 것이 인슐린을 비롯한 각종 호르몬입니다.

지질의 생리적 역할과 대사

지질은 에너지원일 뿐만 아니라 필수지방산과 각종 에이코사노이드

(뒤에서 설명)를 생산하는 재료가 됩니다. **필수지방산**이란 리놀레산, 알파-리놀렌산, 아라키돈산을 말하며, 생체막을 구성하는 성분입니다. 그러나 우리 몸은 리놀레산과 알파-리놀렌산을 스스로 합성할 수 없으며, 아라키돈산은 리놀레산으로부터 일부 만들어지지만 체내 합성만으로는 필요한 양을 충족하기 어려워 반드시 음식을 통해 직접 섭취해야 합니다. 일반적인 식사를 한다면 필수지방산 결핍증이 발생하는 일은 드물지만, 지방 제한식을 따르거나 정맥 영양을 받는다면 피부 질환이나 에너지 대사 저하와 같은 결핍 증상이 나타날 수 있습니다.

아라키돈산이나 에이코사펜타엔산(EPA)으로부터 생리활성을 하는 화합물이 생성됩니다. 이를 **에이코사노이드**라고 합니다. 에이코사노이드는 평활근 수축, 혈소판 응집의 억제 및 촉진, 혈관의 수축 및 확장 등에 관여하며, 각 부위에서 국소적으로 작용합니다. 각 에이코사노이드는 다양한 생리 작용을 하는데, 생체막에 존재하는 n-6계나 n-3계 다가불포화지방산이 이들의 전구체가 됩니다. 생체막의 지방산 조성은 우리가 섭취하는 식사의 지방 조성에 영향을 받습니다. 따라서 일상적인 음식 섭취가 우리 몸의 생리활성 작용에 어떤 영향을 미치는지에 대한 연구가 진행되고 있습니다.

최근 혈중 콜레스테롤 수치 상승이 동맥경화 발병과 관련이 있다고 알려지면서 **콜레스테롤**에 대한 관심이 높아졌습니다. 동물성 지방, 내

그림 12 동맥경화의 위험 인자

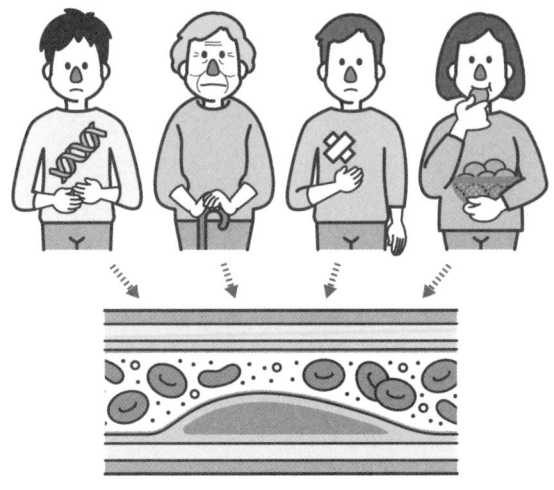

장, 달걀 등 콜레스테롤 함량이 높은 음식의 섭취를 줄이는 것이 동맥경화 예방에 도움이 된다고 알려져 있습니다. 그러나 콜레스테롤은 세포막의 구성 성분이자 스테로이드 호르몬, 담즙산, 비타민 D 등의 전구체이기 때문에 음식을 통한 섭취 이외에도 체내에서 생합성되며, 그 양은 다양한 대사 과정을 통해 조절됩니다. 이러한 조절 기능이 유전, 노화, 대사 장애, 음식의 과다 섭취 등으로 인해 붕괴하면 동맥경화의 위험 인자가 됩니다(그림 12).

콜레스테롤은 간이나 소장에서 당질, 지질, 단백질이 대사되면서 생성된 아세틸-CoA를 전구체로 하여 합성됩니다. 콜레스테롤의 약 80%는 체내에서 합성되고, 나머지 20%는 음식을 통해 섭취됩니다.

간에서 아세틸-CoA로부터 합성된 콜레스테롤은 식사를 통해 섭취된 콜레스테롤과 함께 VLDL 형태로 혈액으로 방출되어 말초 조직으로 운반됩니다. 각 조직의 표면에는 LDL 수용체가 있어 LDL과 결합하고, 이를 통해 콜레스테롤이 세포 내로 흡수되어 세포막 등에서 사용됩니다.

한편 간에서는 콜레스테롤로부터 **담즙산**이 생합성되며, 이렇게 만들어진 담즙산은 지질의 소화와 흡수를 돕기 위해 십이지장으로 분비됩니다(그림 6). 담즙산은 수용성과 지용성 부분을 모두 지닌 계면활성 물질입니다. 이러한 특성 덕분에 수용성과 지용성을 서로 섞이게 하며, 지방의 소화와 흡수에 공헌합니다. 계면활성, 말하자면 비누의 역할을 하는 것이지요. 역할을 마친 담즙산은 약 95%가 회장에서 재흡수되어 간으로 돌아가 재사용됩니다(장간순환). 재흡수되지 않은 약 5%는 변으로 배출됩니다. 이러한 대사가 체내 콜레스테롤을 체외로 배출하는 주요 경로입니다.

탄수화물의 대사

탄수화물의 에너지 대사

탄수화물은 사람에게 가장 중요한 에너지 원입니다. 우리 몸이 당질에서 생체 에너지를 얻는 대사 경로는 해당 과정, 시트르산 회로, 전자

그림 13 포도당의 이용

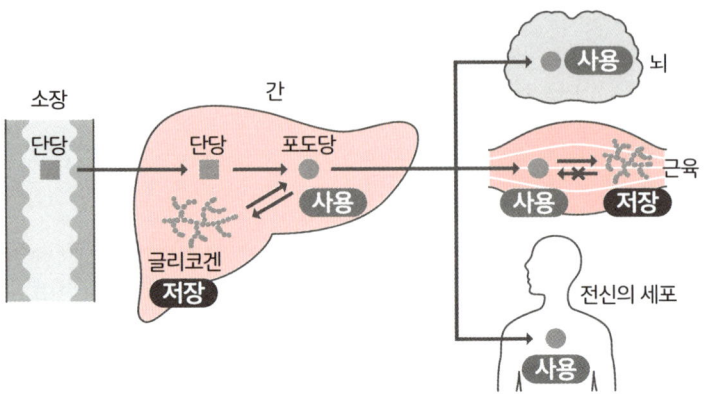

그림 14 당질 대사 개념도

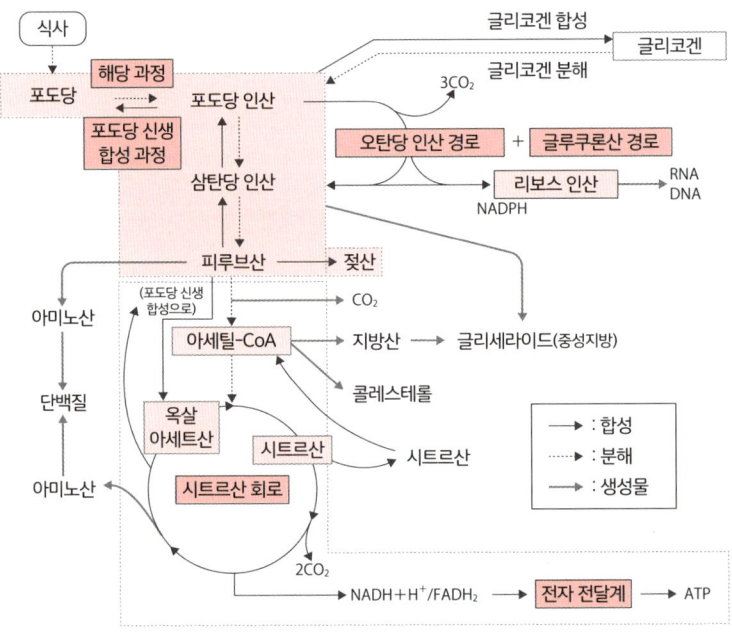

▶『栄養科学イラストレイテッド 生化学 第3版(영양 과학 일러스트레이티드 생화학 제3판)』, 薗田 勝/編, 羊土社(2018)에서 인용

전달계로 이루어져 있습니다.

당질은 포도당, 과당, 갈락토스로 소화되어 소장에서 흡수된 뒤 문맥을 지나 간으로 들어갑니다. 간으로 들어간 단당류는 몇 가지 반응을 거쳐 모두 포도당으로 변환되며, 그중 일부는 글리코겐으로 축적되고[8], 나머지는 혈액 속으로 방출되어 전신의 에너지원이 됩니다(그림 13). 또한 골격근에서는 포도당이 에너지원으로 사용되며, 사용하고 남은 포도당은 글리코겐으로 축적됩니다. 그러나 근육 글리코겐은 간과는 달리 혈액 속으로 '포도당'을 직접 방출하지 않습니다. 이는 근육에 글리코겐을 세포 밖으로 방출할 수 있도록 포도당으로 변환하는 효소가 없기 때문입니다. 그래서 근육 글리코겐은 근육의 수축 활동에 필요한 에너지원으로 사용됩니다. 한편 뇌와 신경계 등은 포도당을 주된 에너지원으로 사용하며, 다른 장기처럼 지질을 에너지로 사용하지 않습니다. 다만 뇌·신경계, 근육은 절식이나 저당질식을 할 때 케톤체[9]를 에너지원으로 사용할 수 있습니다.

각 조직으로 운반된 포도당은 인슐린에 의해 세포 내로 흡수되며, 세포질에서 먼저 **해당 과정**[10]을 거칩니다(그림 14). 세포질에서는 무산소 상태에서 포도당이 피루브산으로 대사되면서 포도당 1분자당 2분

---

8 글리코겐으로 축적: 공복시 등 에너지가 필요할 때 글리코겐에서 포도당으로 분해됩니다.
9 케톤체: 아세토아세트산, 베타-하이드록시뷰티르산, 아세톤의 총칭.
10 해당 과정: 포도당이 피루브산 또는 젖산으로 대사되는 경로.

자의 ATP가 만들어집니다. 이후 피루브산은 아세틸-CoA를 거쳐 미토콘드리아로 들어간 뒤, 유산소 상태에서 **시트르산 회로**로 진입합니다(그림 14). 그리고 아세틸-CoA는 옥살아세트산과 결합하여 시트르산이 됩니다. 한편으로 옥살아세트산도 피루브산으로부터 생성되어 시트르산 회로로 들어갑니다. 이 시트르산 회로에서는 몇 가지 반응을 거쳐 **전자 전달계**를 통해 ATP를 생성합니다(그림 14). 이처럼 아세틸-CoA가 산소를 이용해 산화되어 이산화탄소와 물로 바뀌는 일련의 반응 경로를 시트르산 회로라고 하며, 이 과정을 통해 포도당 1분자당 30~32분자의 ATP가 생성됩니다.

혈중의 포도당 농도가 비정상적으로 낮아지면 에너지 공급이 충분하지 못해 젖산, 피루브산, 아미노산 등을 이용하여 포도당을 새롭게 생성하는 포도당 신생합성 경로가 활성화됩니다. **포도당 신생합성**은 해당 과정의 역경로라고 할 수 있습니다.

아울러 식이섬유는 장내 세균에 의해 발효되어 단쇄지방산을 생성하고 에너지원이 되는데, 이를 **발효성 에너지**라고 합니다.

당질의 조절

혈당은 혈액 속에 들어있는 포도당을 말하며, 그 농도 측정값을 **혈당치**라고 합니다. 건강한 사람의 혈당치는 70~110mg/dL이며, 각 조직에 포도당을 꾸준히 공급하기 위해서는 이 값을 일정하게 유지해야

그림 15 건강한 사람의 혈당 곡선

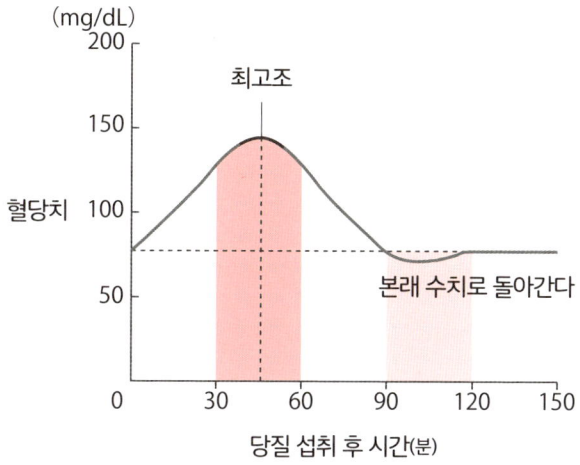

▶『栄養科学イラストレイテッド 基礎栄養学 第5판(영양 과학 일러스트레이티드 기초영양학 제5판)』田地陽一 / 編, 羊土社(2024)에서 인용

합니다. 혈당을 조절하는 호르몬은 여러 가지가 있지만, 혈당을 낮추는 호르몬은 오직 췌장 랑게르한스섬의 베타 세포에서 분비되는 **인슐린**뿐입니다. 반면 혈당을 상승시키는 호르몬으로는 췌장에서 분비되는 **글루카곤**, 부신에서 분비되는 **아드레날린**, 뇌하수체에서 분비되는 **성장 호르몬**, 갑상샘에서 분비되는 **티록신**, 부신에서 분비되는 **글루코코르티코이드** 등이 있습니다. 당뇨병은 인슐린 작용이 부족할 때 발생하는 질병입니다. 인슐린은 포도당이 조직 세포로 흡수되는 것을 돕고 글리코겐, 중성지방, 체내 단백질 합성을 촉진합니다. 음식을 먹으면 당질 섭취량이 증가하여 혈중 포도당 농도가 상승합니다. 건강한

사람의 식후 혈당은 상승이 시작되고 30~60분이 지나면 최고조에 달하며, 혈당 상승에 맞추어 인슐린이 분비되면 감소하기 시작하여 90~120분 후에는 식사 전 수준으로 회복됩니다. 이를 **혈당 곡선**이라고 부릅니다(그림 15). 당뇨병에 걸리면 공복 혈당과 최고 혈당이 높아지고, 혈당이 떨어지는 속도가 느려져 고혈당 상태가 장시간 지속됩니다. 식사요법은 저열량 식사를 통해 비만을 개선하고, 인슐린 감수성을 높여 인슐린의 작용을 향상하며, 저당질 식사로 식후 혈당 상승을 억제하는 데 중점을 둡니다.

비타민의 대사

비타민은 종류마다 대사 경로가 각기 다릅니다. 일반적으로 **지용성 비타민**은 간에 저장되었다가 필요에 따라 혈액으로 방출되며, 단백질과 결합하여 각 조직으로 운반됩니다. **수용성 비타민**은 대부분 다른 물질과 결합하여 전신을 순환합니다.

지용성 비타민의 대사

비타민의 대사 과정에는 저마다 특징이 있습니다. 예를 들어 **비타민 A**는 빛과 공기 중의 산소에 의해 쉽게 산화되는 경향이 있으며, 카로티노이드 색소는 프로비타민 A로서 작용합니다. 반면 **비타민 D**는 열과 산화에 비교적 안정적입니다. 표고버섯의 특정 성분이나 콜레스테롤이 체내에서 프로비타민 D로 전환됩니다. **비타민 E**는 환원성을 지닌 산화되기 쉬운 물질입니다. **비타민 K**는 빛과 알칼리성에 불안정하지만, 일부는 장내 세균에 의해 체내에서 합성됩니다.

수용성 비타민의 대사

비타민 B_1은 대부분 이인산과 에스터 결합을 하며, 알칼리성에 취약합니다. **비타민 B_2**는 열에는 비교적 안정적이지만, 빛과 알칼리성에 노출되면 불안정해집니다. **비타민 B_6**는 열에는 안정적이지만 빛에 의해 쉽게 분해됩니다. **비타민 B_{12}**는 물과 알코올에 잘 녹고, 열에는 안정적인 특성을 보입니다. **나이아신**은 열과 산에는 분해되지 않으나 알칼리성에는 불안정하며, 트립토판을 통해 체내에서 합성됩니다. **비타민 C**는 산성에는 다소 안정적이지만 열이나 알칼리성에는 불안정하며 사람, 원숭이, 기니피그를 제외한 거의 모든 동물은 체내에서 비타민 C를 합성할 수 있습니다.

미네랄의 대사

미네랄은 종류별로 각기 다른 대사 과정을 거치며 그 특징은 다음과 같습니다. 모든 미네랄은 최종적으로는 신장을 거쳐 소변으로 배출됩니다.

칼슘은 우리 몸에서 가장 함유량이 많은 미네랄로 전체의 99%가 뼈와 치아에 존재하고, 나머지 1%는 혈액이나 다른 조직에 분포되어 있습니다. 만약 혈액이나 조직에서 칼슘이 부족해지면 뼈와 치아에서 방출되어 일정한 농도를 유지하게 됩니다. **인**은 뼈와 치아에 80~90% 존재하며, 나머지는 ATP, 핵산, 인지질, 그리고 인산염 형태로 조직이나 세포에 위치합니다. **칼륨**은 주로 세포내액에 존재하며, 세포외액의 나트륨과 균형을 이룹니다.

나트륨은 주로 소금 형태로 섭취되며, 흡수된 후 다른 무기 이온과 함께 세포외액에 분포합니다. **염소**는 주로 나트륨과 함께 소금으로 섭취되어 이온화되고, 세포외액에서 다양한 무기질과 어우러져 존재합니다. **마그네슘**은 칼슘과 성질이 유사하며, 대부분 뼈와 치아에 존재하고 나머지는 세포 내부나 혈액 등 여러 곳에 널리 분포되어 있습니다.

미량 미네랄인 **철**은 적혈구의 헤모글로빈, 근육 속 미오글로빈, 그리고 간이나 비장 등에 있는 단백질과 결합한 페리틴 등의 구성 성분입니다. **아연**은 철과 마찬가지로 생체 내에 널리 분포하며, 대사가 활발한 곳에 비교적 많이 존재합니다.

제 4 장

에너지 대사

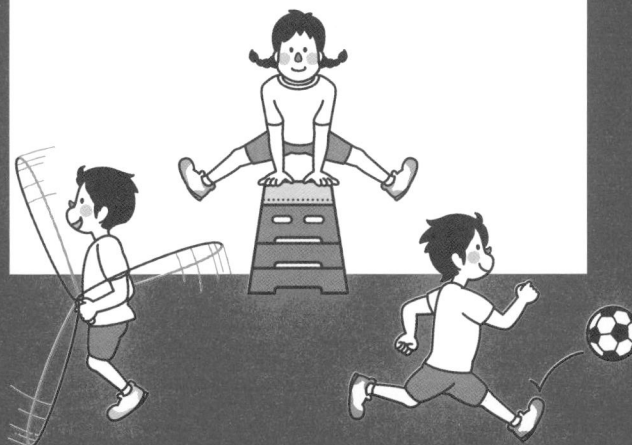

인간이 생명 에너지를 어떻게 얻는지를 이해하는 것은 영양학의 기본입니다. 지금부터는 인체의 에너지 대사 원리에 대해 알아보겠습니다.

생명 에너지와 음식 에너지

인간은 생명 활동을 유지하기 위해 **에너지**가 필요하며, 이 에너지는 우리가 날마다 섭취하는 음식물을 통해 얻습니다. 예를 들어 체온을 유지하려면 열에너지가 필요하고, 근육을 수축할 때는 운동 에너지가, 신경 정보를 전달할 때는 전기 에너지가 필요합니다. 우리 몸은 음식에 포함된 탄수화물, 지질, 단백질을 세포 내에서 산화시켜 아데노신 이인산(ADP)에 인산이 고에너지 결합한 아데노신 삼인산(ATP)을

그림 1 에너지 생산 구조

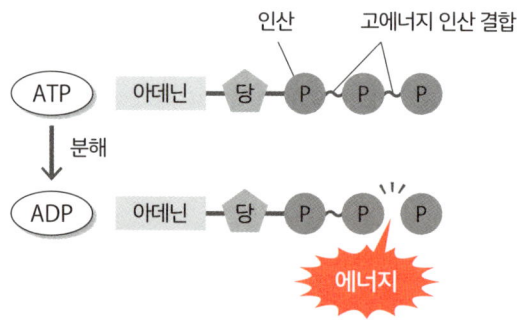

생성하고, 이를 각 기관에 분배합니다. 그리고 ATP가 ADP와 인산으로 분해될 때 방출되는 에너지는 생명 활동에 필요한 동력원으로 전환되어 이용됩니다(그림 1).

에너지의 단위

인체의 에너지는 결국 대부분 **열에너지**로 전환되므로 그 크기를 나타낼 때는 열에너지 단위인 **칼로리(cal)**를 사용합니다. 1cal란 1g의 물 온도를 14.5℃에서 15.5℃까지 1℃ 올리는 데 필요한 에너지의 양을 의미하며(그림 2), 이것의 1,000배가 1kcal입니다. 현재 열에너지 단위는 국제적으로 **줄(J)**의 사용이 권장되고 있어, 영양학 분야에서도 에너지 단위를 줄로 변경하자는 제안이 제기되고 있습니다. 1J이란 1kg

그림 2 1cal의 개념

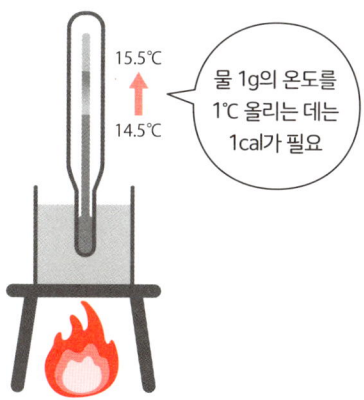

의 물체를 1뉴턴의 힘으로 1m 이동시키는 데 필요한 에너지이며, 1kcal=4.184kJ에 해당합니다.

에너지 생성 영양소

에너지원이 되는 영양소를 **에너지 생성 영양소**라고 합니다. 이들 영양소를 공기 중에서 연소시키면 1g당 탄수화물은 **4.10kcal**, 지방질은 **9.45kcal**, 단백질은 **5.65kcal**의 열량이 발생하는데, 이 값을 물리적 연소열이라고 합니다. 하지만 이 값이 그대로 체내 에너지양으로 산정되는 것은 아닙니다. 예를 들면 종이를 태우면 열에너지가 발생하지만, 우리가 종이를 먹는다고 해서 생명 에너지원으로 사용되지는 않습니다. 인간에게는 종이의 주성분인 셀룰로스를 소화할 수 있는 효소가 없기 때문입니다. 20세기 초에 윌버 올린 애트워터는 미국인의 평균 식단을 바탕으로 소화·흡수율을 계산했습니다. 그 결과 탄수화물, 지질, 단백질의 1g당 열량을 각각 4kcal, 9kcal, 4kcal로 도출하고, 이를 **애트워터 에너지 환산 계수**로 정립했습니다. 덕분에 음식물에 포함된 각 영양소의 양에 이 계수를 곱하는 방식으로 음식의 총에너지양을 계산할 수 있게 되었습니다. 다만 이후 연구를 통해 음식물의 종류에 따라 애트워터의 에너지 환산 계수가 다소 다를 수 있다는 점이 밝혀졌습니다.

인체의 에너지 대사

우리 몸은 음식으로 섭취한 영양소를 산화 분해하여 에너지를 얻고 소비합니다. 즉 인체의 에너지도 에너지 보존의 법칙[1]에 따라 섭취량과 소비량 간의 균형이 유지되므로 〈그림 3〉과 같은 법칙이 성립합니다.

섭취한 에너지양에 비해 소비한 에너지양이 많으면 에너지는 마이너스가 되고, 저장 에너지원인 체지방은 감소합니다(〈그림 4〉 왼쪽). 반대로 소비 에너지양이 적으면 에너지 과잉 상태가 되어 체지방이 증가합니다(〈그림 4〉 오른쪽). 이처럼 생명체 내에서 이루어지는 물질대사를 에너지 관점에서 관찰하는 것을 **에너지 대사**라고 합니다. 에너지 대사에는 **기초대사, 활동대사, 식사 유도성 열 생산**의 세 가지 유형이 있습니다(그림 5).

그림 3 인체 에너지양 계산법

(음식에서 섭취한 에너지양) − (대소변 등을 통한 에너지 배출량)
= (생체의 에너지 소비량) ± (에너지 저장량)

---

1 에너지 보존의 법칙: 에너지의 형태가 변하더라도 에너지의 총량은 변하지 않는다는 물리학 법칙.

그림 4 섭취와 소비의 균형

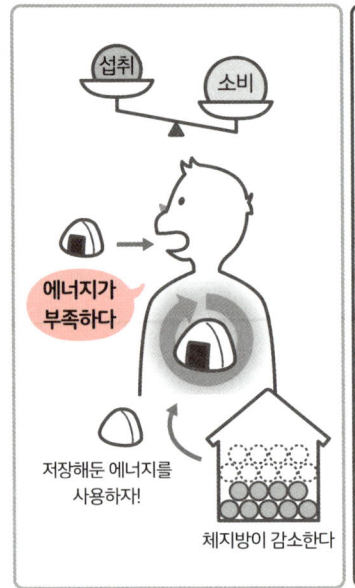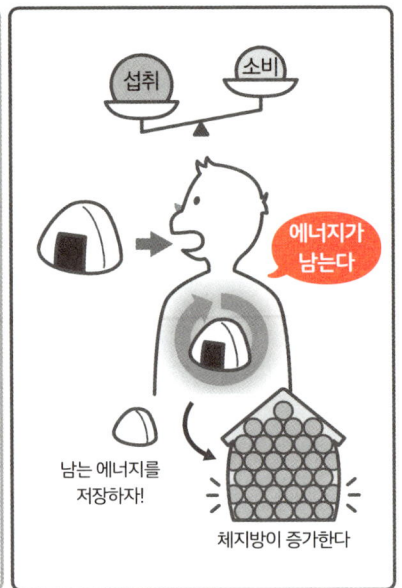

기초대사

기초대사량이란 인간이 살아가는 데 필요한 최소한의 에너지 대사량을 의미하며 안정, 각성, 공복 상태에서 측정됩니다. 즉 아무것도 하지 않는 상태에서 호흡이 안정되고, 심장이 박동하여 혈액이 순환하고, 체온이 유지될 때 소비되는 에너지의 양을 말합니다. 장기·조직별로 살펴보면 골격근의 에너지 소비량이 가장 많고, 다음으로 간, 뇌, 기타 순입니다. 뇌는 의외로 에너지 소비량이 많습니다. 한편 기초대사량은 체표면적에 비례하지만, 개개인의 체표면적을 정확히 계산하기는 어렵

그림 5 1일 에너지 소비량 비율

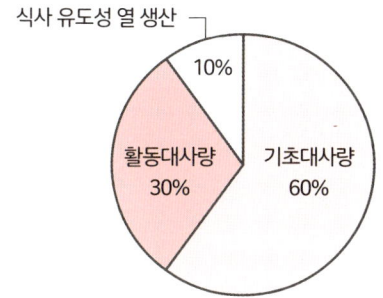

습니다. 그래서 체중을 이용해 산출한 기초대사 기준치를 활용합니다. 결론적으로 나이와 성별에 따른 기준치에 체중을 곱하면 하루 기초대사량을 대략 확인할 수 있습니다.

또한 기초대사는 여러 가지 요인에 영향을 받습니다. 예를 들면 나이입니다. 성장기에는 체내 대사가 활발하여 기초대사 기준치가 높아지며, 3세 때 최고치를 보입니다. 하지만 20세 이후부터는 조금씩 감소하는 추세를 보입니다. 성별에 따라서도 달라지는데, 기초대사 기준치는 남성이 여성보다 높으며, 사춘기 이후에는 남성이 여성보다 5~10% 더 높습니다. 이는 남성의 근육량이 더 많기 때문입니다. 육체노동 종사자나 스포츠를 즐기는 사람은 근육 조직이 커서 기초대사량이 늘어납니다. 계절이나 주변 환경의 온도 또한 영향을 줍니다. 기초대사량은 여름에는 낮고, 겨울에는 높아집니다. 참고로 체온이 1℃

상승하면 기초대사량은 약 13% 증가합니다.

식사 유도성 열 생산

식사 후에는 우리 몸의 에너지 소비량이 특히 증가합니다. 이는 소화액의 생성 및 분비, 영양소의 소화 및 흡수, 그리고 간의 활발한 대사 작용 때문입니다. 이렇게 음식물을 섭취하는 과정에서 발생하는 열 생산을 **식사 유도성 열 생산(DIT)**이라고 부릅니다. 섭취한 에너지 중에서 단백질은 약 30%, 지방은 약 4%, 그리고 탄수화물은 약 6%가 소모되며, 평균적으로 섭취 에너지의 약 10%가 식사 유도성 열 생산으로 소비됩니다.

추정 에너지 필요량 계산

추정 에너지 필요량은 표준 체중 범위 내에 있고, 과영양이나 저영양의 위험이 없을 때 〈그림 6〉의 방법으로 계산할 수 있습니다. 신체 활

그림 6 추정 에너지 필요량 계산 방법

추정 에너지 필요량
= 기초대사량 기준치(kcal/kg 체중/일) × 참조 체중(kg) × 신체 활동 수준

동 수준은 하루 활동량에 따라 낮음, 보통, 높음으로 분류하고, 각각 '1.50, 1.75, 2.00'을 곱합니다.

제 5 장

생애주기와 영양

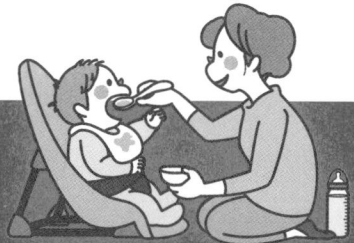

인간은 생애주기에 따라 각기 다른 생리적 특징을 지니며, 이에 맞는 적절한 영양이 필요합니다. 임신기, 수유기, 성장기, 사춘기, 청년기, 성인기, 그리고 노년기에 이르기까지 인간은 태어나서 죽을 때까지 끊임없이 변화하며, 그 시기마다 발병하기 쉬운 질병도 달라집니다. 이처럼 변화하는 신체적 특징에 맞추어 적절한 영양을 섭취하는 것이야말로 평생 건강을 유지하는 기본 자세입니다.

임신기·수유기의 신체 변화

여성은 임신, 출산, 수유를 겪으며 신체적·정신적으로 큰 변화를 맞이합니다. 이 시기에는 식사에 대한 기호, 식욕, 소화, 흡수, 신진대사가 달라지고, 정신적인 스트레스도 증가하므로 영양과 식사에 각별한 관심을 두어야 합니다. 먼저 신체 변화에 대해 알아보겠습니다.

성주기

여성의 난소와 자궁은 성숙하면 약 28일을 한 주기로 변화하는데, 이러한 변화를 성주기(월경주기)라고 합니다. 성주기는 난소에서 분비되는 **난포 호르몬(에스트로겐)**과 **황체 호르몬(프로게스테론)**의 규칙적인 변화로 이루어집니다(그림 1). 난포 자극 호르몬이 뇌하수체 전엽에서 분비되어 미성숙한 난포를 성숙시키고, 에스트로겐 분비를 촉진하여 자궁내

그림 1 성주기

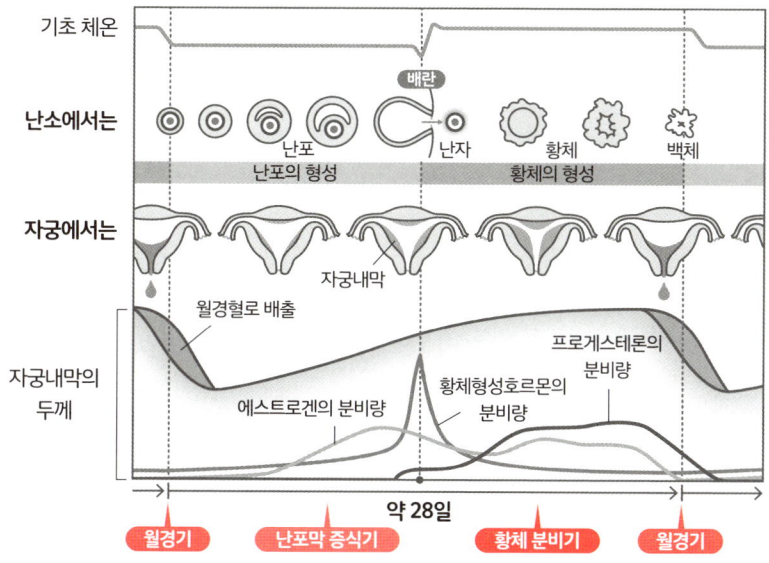

막의 증식을 돕습니다. 한편 난포 자극 호르몬의 분비가 억제되고 황체 형성 호르몬의 분비가 촉진되면서 이 두 호르몬의 비율이 일정 수준에 도달하면 **배란**이 일어납니다. 배란 후에는 난포막이 증식하여 황체가 형성되고 프로게스테론과 에스트로겐이 분비됩니다. 프로게스테론은 자궁내막을 두껍게 하고 혈액을 풍부하게 공급하여 수정란이 착상하기 좋은 환경을 만듭니다. 수정이 되지 않으면 황체는 흡수되어 프로게스테론이 더 이상 분비되지 않고, 자궁내막이 파괴되면서 **월경**이 시작됩니다.

이처럼 성주기에 따라 기초 체온이 변하므로 체온을 측정하여 주기의 상태를 확인할 수 있습니다. 즉 월경기나 난포막 증식기에는 체온이 낮아지고, 황체 분비기에는 체온이 올라갑니다.

수정과 착상

수정이란 난자와 정자가 결합하는 과정입니다. 여성의 질 내에 사정된 정자는 질 내의 산성 환경 때문에 대부분 사멸하지만, 일부는 자궁을 통과하여 난관 상부에서 난자와 결합하게 됩니다. 수정이 완료되면 난자 주위에 난황막이 형성되어 다른 정자의 침입을 막고 **수정란**이 됩니다. 수정란은 세포 분열을 반복하면서 자궁강으로 내려옵니다.

수정란이 자궁벽의 특정 부위에 자리 잡고 배아의 발육 준비를 시작하는 현상을 **착상**이라고 하며, 수정란의 착상을 **수태**라고 합니다. 이 수태가 곧 임신의 시작입니다. 수정 후 5~7일경에 수정란은 자궁 내막으로 들어가 세포 분열을 계속하게 됩니다.

모체와 태아의 생리

임신 기간은 임신 전 마지막 월경 첫날부터 계산하여 280일(40주, 10개월)입니다. 임신이 진행되면서 태아는 성장하고, 모체는 눈에 띄게 변화합니다. 임신이 끝날 때까지 자궁은 약 20배, 난소는 1.5배, 그리고 유방은 약 2~3배 커집니다. 혈액량은 임신 12주 무렵부터 현저히 증

그림 2 태아의 발육을 지원하는 기관

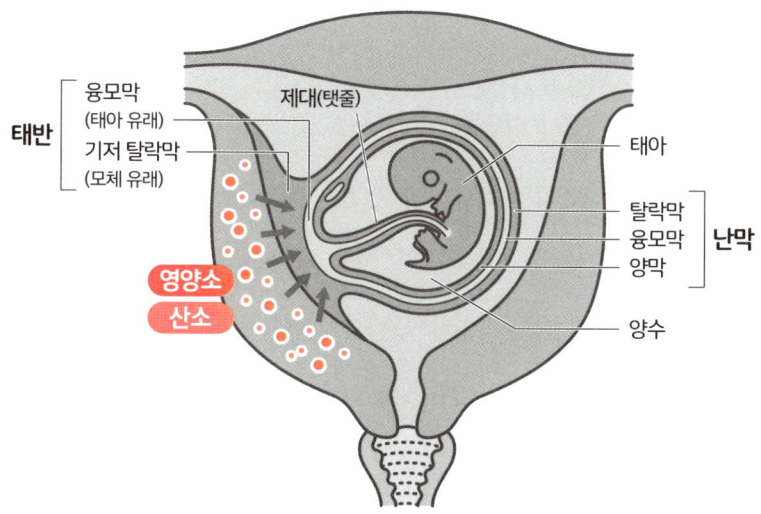

가하기 시작해 임신 말기에는 20~30% 증가합니다. 임신 말기에는 조직 틈새에 많은 수분이 쌓이고, 피하 조직에는 약 3kg의 지방이 저장됩니다. 또한 모체의 심장, 간, 신장 등 장기의 대사가 활발해지고 기초대사량도 증가합니다.

착상된 수정란은 자궁 내에서 약 280일 동안 성장하여 3kg가량의 태아가 됩니다. 이때 발육에 필요한 영양소와 산소는 태반과 탯줄을 통해 모체로부터 공급됩니다. 태아에게는 모체와 태아의 원활한 연결을 돕고, 태아의 성장을 보호하는 여러 기관(태아부속물)이 있습니다(그림 2).

그 첫째가 바로 **난막**입니다. 난막은 태아를 감싸는 막으로 **탈락막**,

융모막, 양막의 세 겹 구조로 되어 있습니다. 이는 태아를 물리적, 화학적 영향뿐만 아니라 세균 감염으로부터 보호하는 역할을 합니다.

다음은 **태반**입니다. 태반은 모체에서 유래한 **기저 탈락막**과 태아에서 유래한 **융모막**으로 이루어져 있습니다. 태아는 태반을 통해 모체로부터 산소와 영양소를 공급받고, 불필요한 물질은 모체로 다시 돌려보냅니다. 태반은 태아의 발육을 돕고 모체의 건강을 유지하기 위해 다양한 물질대사와 내분비 기능을 수행합니다.

세 번째는 **탯줄**입니다. 탯줄은 태아와 태반을 연결하는 기관으로 지름 약 1cm에 길이 50~60cm의 끈 형태입니다. 태반에서 태아로 산소와 영양소가 풍부한 동맥혈을 보내는 **제대 정맥**, 태아에게서 나오는 이산화탄소와 노폐물을 모체 혈액으로 배출하는 정맥혈이 흐르는 **제대 동맥**으로 구성됩니다.

마지막으로 **양수**입니다. 양수는 난막 안에 채워져 있는 염류 용액을 말합니다. 양수는 태아와 자궁 사이의 충격을 줄여주고, 태아가 일정한 온도를 유지하도록 돕습니다. 또한 분만 시에는 난포를 형성하여 산도를 넓히고, 난막이 파열되면서 양수가 흘러나와 산도를 부드럽게 만들어 주는 역할을 합니다.

산욕기 · 수유기의 변화

출산 후 산욕기와 수유기에는 임신 중 태아를 발육하고 모체를 유지하기 위해 변화했던 장기들이 임신 전 상태로 돌아옵니다. 또한 출산 시에는 약 300ml의 혈액이 손실되므로 혈액량 회복도 이 시기에 이루어집니다. 아울러 출산 2~3일째부터는 젖 분비가 시작됩니다.

임신과 영양

임신하면 모체와 태아의 건강을 유지하기 위해 에너지와 영양소의 필요량이 증가합니다. 임신에 필요한 총에너지는 약 8만 kcal이며, 그중 약 3만 6,000kcal는 지방 축적에 사용됩니다. 이 지방은 모체에 축적되어 태아에게 에너지를 공급하는 예비 자원이 되며, 출산 후에는 젖 생산에 활용됩니다. 임신 중에는 약 9kg의 체중 증가가 바람직하다고 알려져 있습니다. 따라서 임신 중기의 임산부는 하루에 에너지 섭취량을 250kcal 늘릴 필요가 있습니다. 예를 들면 18~29세 여성의 추정 에너지 필요량은 2,000kcal이므로 임신 시에는 2,250kcal를 섭취할 필요가 있습니다. 단백질의 경우 임신 중기 임산부는 하루에 5g을 추가로 섭취해야 합니다. 20세 여성의 단백질 권장량이 50g이므로 임신 중에는 55g을 섭취해야 합니다. 이 밖에도 비타민, 미네랄 역시 추가로 섭취할 필요가 있습니다.

임신 중에 발생하기 쉬운 질환

임신오조

임신 1~2개월 무렵에는 **입덧**으로 인해 구역질, 구토, 식욕 부진이 나타납니다. 입덧은 대개 단기간에 가라앉지만, 악화하여 탈수증, 산증[1], 중추 신경 장애가 발생하면 이를 '임신오조'라고 부릅니다. 가벼운 입덧은 구역질을 유발하는 음식을 피하는 정도로 해결할 수 있지만, 임신오조의 경우에는 수액 치료와 같은 의학적 처치가 필요합니다.

임신 고혈압 증후군

임산부 사망 원인 1위 질환으로 임신 후기에 고혈압과 단백뇨가 나타납니다. 이때는 나트륨과 단백질 섭취를 제한해야 합니다.

빈혈

임신 중에는 일반적으로 빈혈 경향을 보이며, 이는 대부분 **철 결핍성 빈혈**입니다. 따라서 철분 함량이 높은 동물성 식품을 섭취할 필요가 있고, 임신 전부터 철분 부족이 생기지 않도록 식단에 신경 써야 합니다.

---

1 산증: 산-염기 균형이 산성 쪽으로 기울어지는 상태를 말합니다.

수유와 영양

수유 중인 산모는 하루 평균 750ml의 모유를 생산합니다. 이를 위해 350kacl의 추가 에너지와 약 20g의 추가 단백질을 섭취하기를 권장합니다. 더불어 비타민과 미네랄 필요량도 늘어나므로 영양소 전반이 부족해지지 않도록 식단에 주의를 기울여야 합니다.

성장기의 생리

성장기는 **신생아기, 영아기, 유아기, 학동기**로 구분됩니다. 이 시기에는 '기본적인 생명 활동'에 필요한 영양 공급뿐만 아니라 '발육'을 위한 추가적인 영양 섭취가 필수적입니다. 발육 속도는 성장기 전반에 걸쳐 일정하지 않으며, 개인마다 차이를 보입니다. 이 기간은 몸과 마음이 성인으로 성장하는 과정이자, 평생의 건강을 결정짓는 생활 습관이 형성되는 시기이기도 합니다.

신생아기의 생리

신생아는 출생 직후에는 에너지 소비량이 적지만, 생후 1주일이 지나면 하루 약 120kcal의 에너지가 필요하며, 이후 점차 증가합니다. 모유 분비량도 처음에는 적지만, 1주일이 지나면 120~150ml/kg 수준으로 늘어나 신생아에게 필요한 양을 거의 충족하게 됩니다. 이 기간의 **에너지 부족분은 체지방이 보충합니다.** 신생아는 소당류, 단백질, 지방은 비교적 잘 소화하고 흡수하지만, 아밀레이스 분비량이 적어 전분 소화는 쉽지 않습니다. 또한 신생아는 신장의 소변 농축 능력이 미숙하고 체외로 나가는 수분 배출량이 많아서 더 많은 수분이 필요하고, 부족하면 탈수 상태에 빠질 수 있습니다. 인공유(뒤에서 설명)를 사용할 때는 단백질이나 전해질 농도가 너무 진하지 않도록 주의해야 합니다.

영아기의 생리

영아기는 발육 속도가 가장 빠른 시기로 체중 대비 각 영양소의 소비량이 매우 높습니다. 수분과 식사를 본능적으로 섭취하는 능력은 생후 약 2개월이 되면 완성되지만, 자신의 욕구를 표현하는 능력은 아직 미숙합니다. 영아는 영양소의 소화 및 흡수 능력이 낮으므로 수유 횟수를 조절해야 합니다. 생후 1~2개월에는 6~7회, 2개월이 지나면 5~6회, 그리고 3개월이 지난 후에도 5회 정도의 수유가 필요합니다. 생후 5~6개월이 지나면 이유식 시기로 접어들고, 전분의 소화 및 흡수 능력도 향상됩니다. 그러나 씹고 삼키는 능력은 아직 불충분하므로 젖 이외의 음식 섭취는 액체에 가까운 반고형식부터 시작하여 고형식 형태로 점진적으로 진행해야 합니다.

그림 3 영아기에서 유아기로의 신체 변화

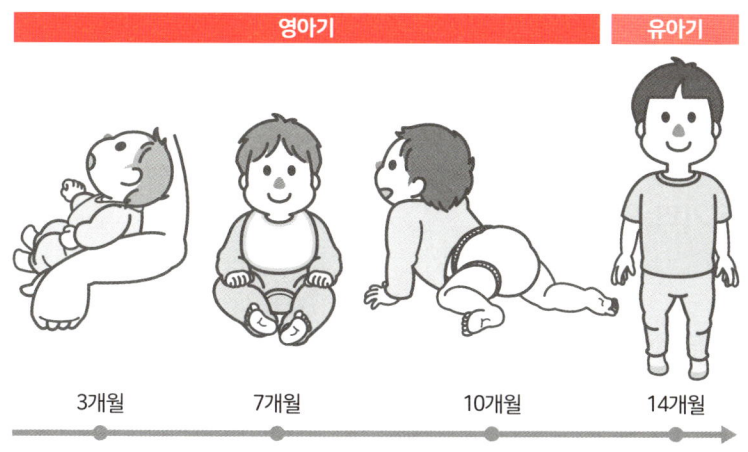

유아기의 생리

유아기에는 급격한 신체 발달이 점차 안정적인 상태로 변화합니다. 영아기에는 체지방이 많아 체형이 동글동글하지만, 유아기가 되면 체지방이 줄어들고 골격과 근육이 발달하면서 키와 팔다리가 길어지며 운동 능력도 발달합니다. 이러한 변화를 통해 생후 3개월경 목을 가누고, 7개월에는 혼자 앉으며, 10개월에는 기어다니고, 14개월에는 혼자 설 수 있게 됩니다(그림 3).

유아기에는 씹고 삼키는 능력이 향상되고, 섭취할 수 있는 식품의 종류가 늘어나면서 식습관이 형성되는 시기이기도 합니다. 편식 없는 규칙적인 식사를 통해 적절한 영양소를 섭취하고, 음식의 맛과 즐거움을 느끼도록 배우는 것이 중요합니다. 식사는 아침, 점심, 저녁 세 끼 외에 두 번의 간식이 필요합니다. **위가 작아 여러 번에 나누어서 음식을 섭취해야 합니다.**

아동기의 생리

6~12세의 초등학생 연령대는 **아동기**라고 부릅니다. 신체 기관과 장기가 발달하면서 점차 성인으로 이행하는 시기입니다. 6세가 지나면 성인과 거의 같은 방식으로 음식을 소화하고 흡수할 수 있게 됩니다. 남자아이는 보통 13~15세, 여자아이는 11~13세 무렵에 급속히 키가 성장하고 몸무게가 늘어납니다.

신생아·영아의 영양

모유

신생아와 영아의 영양에는 **모유**가 있습니다. 분만 직후 2~3일은 모유 분비량이 적지만, 영아의 젖 물리기 자극을 통해서 3~4일 후부터는 급속히 증가합니다. 이후 10~14일이 지나면 모유만으로도 영아의 필요량을 충족할 수 있게 됩니다. 출산 후 처음 며칠간 나오는 유즙을 **초유**라고 합니다. 초유는 주로 노란색을 띠며, 일반적인 성숙유에 비해 단백질, 특히 락토알부민, 락토글로불린, 미네랄 함량이 높고 지방은 적은 것이 특징입니다. 10일이 지나면 유즙의 조성이 안정되면서 지방구가 풍부한 **성숙유**가 됩니다. 이처럼 초유에서 성숙유로 변하는 사이의 유즙을 **이행유**라고 부릅니다. 모유에는 항균 작용을 하는 각종 면역글로불린(항체)이 존재합니다. 출생 후 처음 2~3일 동안은 산모와 아기 모두 수유에 익숙하지 않으므로 5~10분씩 짧게 수유하여 모자가 모두 피로해지지 않도록 주의합니다. 생후 10일이 지나면 수유는 대략 10분 정도로 마무리되며, 영아의 요구에 맞추어 수유하게 됩니다.

인공유

모유를 대신하여 영아에게 주는 우유 및 유제품을 인공유라고 합니다. 일반적인 우유는 모유에 비해 단백질과 미네랄이 많고 유당은 적습니다. 특히 우유에는 카제인이 모유의 약 6배, 칼슘이 약 4배, 인이 약 7배 더 많이 포함되어 있습니다. 또한 우유는 위에서 응고될 때 덩어리가 크게 형성되어 소화에 시간이 오래 걸립니다. 이러한 우유의 문제점을 보완하고 모유에 가깝게 조성을 조절한 유제품이 바로 육아용 조제분유입니다. **조제분유**가 개선되면서 인공유라도 올바르게 사용한다면 모유의 영양에 뒤지지 않는 영아의 성장을 가능하게 합니다. 다만 모체에서 유래하는 면역글로불린을 섭취할 수 없어 감염증에 대한 저항력이 낮아질 수 있다는 의견도 있습니다. 한편 재난 상황 등에서 활용할 수 있는 액상형 분유도 있습니다.

혼합 영양

혼합 영양은 모유와 인공유를 병행하여 아기를 키우는 방법입니다. 예를 들어 모유 분비량을 늘리기 위해 노력해도 영아의 발육이 좋지 않거나 산모의 사회적 활동으로 인해 수유 시간을 확보하기 어려울 때는, 수유 횟수 중 일부를 인공유로 대체할 수 있습니다.

이유식

이유식은 생후 5~6개월경, 또는 영아의 체중이 7kg을 넘었을 때 시작하는 것이 적절합니다. 또한 이유식은 정부가 정한 기준을 참고하여 진행할 것을 권장합니다. 영아가 섭취하는 에너지의 3분의 2 이상을 모유 이외의 다른 음식으로 채울 수 있게 되면 이유식을 마치며, 그 시기는 대략 만 1세입니다. 이유식이 끝나고 조제분유를 중단하더라도 다양한 영양소를 보충하기 위해 우유를 섭취하는 것이 바람직합니다.

신생아·영아의 영양장애

설사

장염, 음식 알레르기, 또는 부적절한 음식 섭취 등으로 인해 설사를 할 수 있습니다. 설사의 상태에 따라 분유를 묽게 타거나 이유식을 중단할 수 있지만, 수분 보충은 꾸준히 해야 합니다. 모유 수유를 하는 아기는 종종 묽은 변을 보지만, 컨디션이 좋고 식욕이 있다면 걱정하지 말고 모유 수유를 계속해도 됩니다.

변비

변비는 모유 부족, 분유의 농도 조절 실패, 이유식 시작의 지연 등으로 발생할 수 있습니다. 이때는 수유 방식을 적절히 개선하는 동시에 발효 식품이나 과즙을 제공하면서 증상을 살핍니다. 항문 괄약근을 자극하면 배변을 유도할 수 있으며, 관장이나 설사약은 원칙적으로 사용을 금합니다.

음식 알레르기

음식 알레르기는 천식, 습진, 두드러기, 구토, 설사, 복통 등의 증상으로 나타날 수 있습니다. 이러한 증상이 나타나면 의료 기관을 방문하여 알레르기의 원인이 되는 알레르겐 식품을 확인하고, 해당 식품의 섭취를 피해야 합니다. 대표적인 알레르겐 식품으로는 우유, 달걀, 콩, 어패류, 육류, 곡물 등이 있습니다.

유당불내증

유당불내증은 유당 분해 효소의 부족이나 비활성으로 인해 유당을 분해하지 못해 발생합니다. 주요 증상으로 설사, 구토, 체중 감소가 있으며, 변은 묽고 산성을 띠며 발효성을 보입니다. 대응책은 유당 제거 우유로 바꾸는 방법입니다.

유아의 영양

유아기에 접어들면 아이들은 성인과 거의 같은 음식을 섭취하기 시작하며, 가정의 식사 방식을 통해 개인의 식습관을 형성합니다. 현재 일본인은 풍요로운 식문화 환경을 바탕으로 각 가정의 고유한 식습관에 지역, 경제, 언론의 다양한 정보가 더해져 식생활이 이루어지고 있습니다. 따라서 이 시기의 식사는 매우 중요한 의미를 지닙니다.

유아의 식사

일반적으로 유아기 식사에서는 성장에 필요한 단백질, 칼슘, 철분, 그리고 다양한 비타민이 부족해지기 쉽습니다. 1~2세 때는 아직 저작 능력이 발달하지 않아서 부드러운 음식을 중심으로 식사를 준비해야 합니다. 주식으로는 부드럽게 지은 밥이나 면류, 빵, 비스킷 등을 제공하고, 주요리로는 부드러운 고기, 다진 고기, 간, 지방이 적은 생선, 달걀, 치즈 등을 익혀서 먹이는 것이 좋습니다. 채소류와 감자류도 부드럽게 조리거나 삶아서 섭취하도록 합니다.

유아기의 식사 제공법

유아기는 자아가 발달하는 시기이기도 합니다. 특히 18개월부터 3세까지는 특정 음식이나 그릇에 집착하고, 식욕이나 선호하는 음식에 편차가 있을 수 있습니다. 하지만 이러한 경향은 3세가 지나면 안정됩니다. 신체적, 정신적으로 발달하는 시기이므로 다양한 식품을 접하고, 즐거운 분위기 속에서 식사하는 습관을 길러주는 것이 중요합니다. 하루 세 끼 식사만으로는 성장기에 필요한 영양을 충족하기 어렵기 때문에 오전과 오후에 간식을 제공합니다. 1회 간식은 하루 섭취 에너지의 20% 정도로 하고, 단 음식이나 기름진 과자류에 치우치지 않도록 주의해야 합니다. 또한 다음 식사에 영향을 주지 않도록 소화흡수가 잘되는 음식을 선택하는 것이 바람직합니다.

유아의 영양장애

비만

유아기 비만은 성인 비만과 생활습관병으로 이어질 가능성이 있어 주의가 필요합니다. 특히 성장기에 비만이 생기면 지방 세포의 수가 증가합니다. 이는 나중에 비만 치료를 할 때 식단 조절에 대한 반응이 떨어지는 난치성 비만으로 이어질 위험성이 있습니다.

영양실조

유아기에 나타나는 저영양 장애에는 단백질·에너지 결핍증이 있습니다. 이는 단백질 결핍으로 인한 **콰시오커**와 에너지 결핍으로 인한 **마라스무스**로 크게 나눌 수 있습니다. 또한 심각한 편식으로 인해 발생하는 비타민·미네랄 결핍증도 관찰됩니다.

아동기의 영양

아동기는 뼈와 근육의 발달이 두드러지는 시기이므로 양질의 단백질과 칼슘 섭취가 필수적입니다. 육류, 어패류, 달걀류, 우유 및 유제품은 양질의 단백질원이므로 적극적으로 섭취해야 합니다. 지나친 설탕 섭취는 충치, 비만, 당뇨병을 유발할 수 있고, 과도한 소금 섭취는 고혈압의 원인이 될 수 있습니다. 따라서 이 시기부터는 단 음식을 줄이고 담백한 요리를 섭취하는 습관을 기르도록 교육하는 것이 중요합니다.

현재 일본의 초등학교에서는 거의 모든 학교가 급식을 실시하고 있으며, 최근에는 중학교에서도 약 80%가 급식을 실시하며 해마다 확대되는 추세입니다. 학교 급식은 가정에서 이루어지는 식사를 영양 면에서 보완하는 역할을 할 뿐만 아니라 식사의 중요성, 식사 예절, 나아가 올바른 식사법을 배우는 장이 됩니다. 특히 영양교사가 진행하는 식생활 교육은 학생들에게 효과적인 영양 교육입니다.

아동기 영양장애에 대해서는 사춘기·청년기 항목에서 자세히 다루겠습니다.

사춘기·청년기의 생리

중학생 시기부터는 발달에 개인차가 나타나기 시작하고, 고등학생 시기는 발달의 최종 단계입니다. 개인차는 있지만 여아는 10세부터, 남아는 12세부터 **사춘기**라고 부르며, 이 시기에 2차성징이 나타납니다. 이후 대략 25세까지를 **청년기**라고 합니다.

신생아 및 영아기와 비교해 유아기와 아동기에는 신장 증가가 완만해집니다. 그러나 사춘기에 접어들면 키가 급격히 자라며, 보통 남자는 17~18세, 여자는 14~15세에 멈추고 2차성징이 나타납니다. 사춘기에는 심장, 폐, 근육 등 장기가 발달하고 체중과 가슴둘레가 증가합니다. 남자는 근육질로 변모하고 성기가 발달하며 목소리가 변합니다. 여자는 10~12세에 초경이 시작되며 월경주기에 따라 피하 지방이 증가하고 유방이 발달하면서 여성스러운 체형이 됩니다.

사춘기·청년기의 영양

인간의 성장 과정에서 사춘기는 신체적, 정신적으로 급격한 변화를 겪으며 주체성을 확립하는 시기이므로 이 시기의 영양과 식사는 매우 중요합니다. 에너지, 단백질, 비타민, 미네랄, 식이섬유는 부족하지 않도록 충분히 섭취해야 하며, 당질, 지방, 소금은 과도하게 섭취하지 않는 식습관을 들여야 합니다. 중학생, 고등학생, 대학생이 되면 생활이 다양하고 복잡해짐에 따라 외식이 잦아집니다. 식사가 불규칙해지거나 혼밥, 소식, 과식, 결식, 야식 등을 하게 되는 일이 많아져 식사 내용이 편중되기 쉽습니다. 그러므로 식사 리듬이 깨지지 않도록 주의할 필요가 있습니다.

이 시기에는 일반적으로 생활에 활력이 넘치고 신체 활동이 증가하기 때문에 이러한 변화에 대응할 수 있도록 에너지와 다양한 영양소를 적극적으로 섭취해야 합니다. 특히 운동부에 소속되어 스포츠를 즐기거나 운동선수를 목표로 하는 사람은 종목에 따라 영양 및 식사에 대한 특별한 고려가 필요합니다.

아동기 · 사춘기 · 청년기의 영양 문제

편식

편식은 식품이나 조리법에 대한 선호도가 지나치게 한쪽으로 치우쳐 건강이나 성장에 부정적인 영향을 주는 상태를 말합니다. 대부분 가족이나 친구, 지인의 식습관에 영향을 받아 선호하는 음식이나 기피하는 음식이 생기지만, 가정이나 지역의 전통적인 식습관이나 식품 공급 상황도 편식의 원인이 될 수 있습니다. 아동에게는 가리지 않고 골고루 먹는 식습관을 길러주는 것이 중요하며, 가족들도 편식하지 않도록 다양한 조리법이나 맛을 연구해야 합니다. 또한 간식으로 과자류 섭취를 줄이고, 식사 때가 되면 충분한 허기가 느껴져 식욕이 생기도록 해야 합니다.

식욕 부진

식욕 부진은 식사 전반에 대한 흥미와 욕구가 저하되는 상태를 뜻하며, 특정 음식을 꺼리는 편식과는 다릅니다. 이는 부모, 형제자매, 친구와의 관계나 학업 부진 등 다양한 원인으로 발생할 수 있으므로 조기에 원인을 파악하는 것이 중요합니다. 식욕 부진이 심각한 병적 상태로 발전하는 것을 **신경성 식욕 부진증**이라고 부르는데, 주로 사춘기 여자아이에게 많이 나타납니다. 신경성 식욕 부진증은 체중 감소에 대한 강한 욕구를 보이며, 음식을 거부하고 무월경, 부종, 변비, 지나친 활동성 등의 특징을 동반합니다. 원인은 부모나 형제자매와의 관계, 환경, 정신적 발달 미숙 등 다양하며 개인차가 큽니다. 심각한 저영양 상태와 더불어 체중 감소 및 다이어트에 대한 강한 집착을 보이므로 전문가의 영양 지도가 필수적입니다. 또한 가족과 함께하는 정신 및 심리 치료도 병행되어야 합니다.

성인기의 생리

일본에서는 법적으로 만 18세 이상을 **성인**으로 규정하고 있습니다. 이 책에서는 18~60세까지를 **성인기**라고 정의하고자 합니다.

  일반적으로 만 18세가 되면 신체적, 정신적인 성장이 완료되고 안정기에 접어듭니다. 성인기에는 사회 활동이 활발해지고 자립하며, 결혼, 출산, 육아가 시작됩니다. 건강 상태는 한동안 안정적인 상태가 유지되지만, 신체 기능은 점차 감소하여 50세 전후에 **갱년기**를 맞이하게 됩니다. 여성은 난소 기능 저하로 다양한 증상을 겪고 폐경에 이르며, 남성도 갱년기 증상이 나타날 수 있습니다. 갱년기에 들어서면 신체 기능 저하와 더불어 정신적, 심리적 변화가 생기면서 이른바 인생의 전환점을 인식하게 됩니다. 그리고 이 시기부터 생활습관병이 발생하기 시작합니다.

성인기 영양과 생활습관병

성인기의 영양 상태는 비교적 안정적이지만, 영양 과잉으로 인해 비만이나 **생활습관병**이 발생하기 쉽습니다. 생활습관병은 식사나 활동 등 일상생활의 습관이 균형을 잃으면서 발생하는 질환으로, 감염병처럼 특정 병원균이 존재하지는 않습니다. 구체적인 예로는 비만증, 동맥경화, 당뇨병, 협심증, 심근경색, 고혈압 등이 있습니다.

일본에서는 생활습관병 예방을 위해 대사증후군 관리 차원에서 **'특정건강검진·특정보건지도'**를 시행하고 있습니다. 이는 당뇨병, 동맥경화, 허혈성 심장질환, 뇌졸중을 예방하기 위해 내장 지방, 고혈당, 고지질, 고혈압 등의 위험 인자를 줄이는 생활 습관 개선을 목표로 합니다. 예를 들어 이상지질혈증의 경우 총에너지 섭취량이 비만 발생에 영향을 미치고, 이 비만은 각종 이상지질혈증의 원인이 되므로, 비만이 있다면 우선 체중을 감량해야 합니다. 또한 비만 여부와 관계없이 고LDL콜레스테롤혈증이 있다면 포화지방산과 콜레스테롤 섭취량을 줄이고, 다가불포화지방산과 수용성 식이섬유의 섭취를 늘려야 합니다. 저HDL콜레스테롤혈증이나 공복 시 고중성지방혈증일 때는 당질 섭취를 줄여야 합니다. 만약 고혈압이 있다면 염분 섭취를 줄여 나트륨을 제한하고, 칼륨 섭취량을 늘리기 위해 채소와 과일을 충분히 섭취하는 것이 중요합니다.

노년기의 생리

나이가 많은 사람을 **고령자**라고 부르는데, 고령자를 정의하는 기준은 다양합니다. 일본에서는 일반적으로 65~74세를 **전기고령자**, 75세 이상을 **후기고령자**로 분류합니다.

그림 4 노화에 따른 생리 기능 저하의 악순환

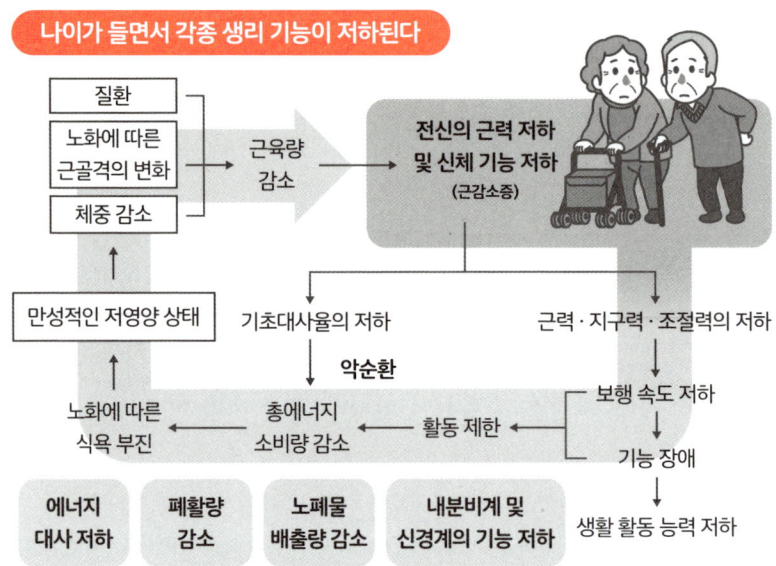

나이가 들면 신체적·정신적으로 현저한 변화를 보이는데, 일반적으로 활동량 감소와 기능 저하가 나타납니다. 각 장기와 조직은 기능을 충분히 수행하지 못하고, 생리적인 저항력도 약해집니다. 그 결과 환경 변화에 취약해지면서 각종 질병에 쉽게 걸리고, 회복이 어려워 만성화하는 경향이 있습니다(그림 4).

30세를 100%로 가정했을 때, 70세의 기초대사율은 약 80%, 신장 사구체 여과율은 약 70%, 신장을 흐르는 혈장량은 약 50%, 폐활량은 약 55%, 최대 호흡 용량은 약 40% 수준으로 감소합니다. 또한 배뇨량이 줄어 노폐물 배출이 원활하지 못하고, 소변의 농축력도 떨어집니다.

이렇듯 고령자의 신체적 특징은 각종 조직, 장기, 세포의 기능이 저하된다는 데 있습니다. 내분비계와 신경계의 기능이나 에너지 대사도 저하되며 근력, 지구력, 조절력도 약해집니다. 결과적으로 돌봄이 필요한 고령자의 비율이 높아지게 됩니다.

노년기 영양

노년기에는 미각·저작·연하 능력이 저하되고, 다양한 영양소의 소화에 관여하는 소화액 및 소화 호르몬의 분비도 감소하여 영양소의 소화와 흡수 능력이 떨어집니다. 음식 섭취량이 줄어들고, 에너지, 단백질, 비타민, 미네랄, 식이섬유 섭취가 부족해지면서 체중 감소가 나타나며, 각종 영양 결핍 상태가 발생할 위험이 커집니다. 또한 장의 꿈틀 운동과 복근의 힘이 약해져 변비에도 걸리기 쉽습니다.

「일본인의 식사섭취기준(2025년도 판)」에서는 **체격(BMI)**을 에너지 균형 유지 지표로 채택하고 있습니다. 비만과 생활습관병 예방을 위해 BMI 상한선을 $25kg/m^2$로 정했고, 이 수치를 초과하면 섭취 에너지를 제한하도록 지도합니다. 노년층의 경우 BMI 하한선이 성인기보다 높게 책정되어 있습니다. 이는 고령자의 저영양을 예방하고, 건강을 유지하기 위해 표준 범위를 다소 좁게 설정할 필요가 있기 때문입니다.

노년기에는 단백질 이용 효율성이 떨어지므로 단백질 식품을 적극적으로 섭취해야 합니다. 지방은 에너지 밀도가 높아 에너지를 효율적으로 보충하는 중요한 영양소입니다. 노년층의 영양소 섭취를 분석한 결과, 단백질 외에도 항산화 비타민인 비타민 C와 비타민 E, 그리고 비타민 D와 엽산 섭취량도 감소하는 경향을 보였습니다. 로코모티브 증후군[2] (운동기 증후군)을 예방하려면 칼슘, 비타민 K, 비타민 B_6, 비타민 B_{12}를 충분히 섭취해야 한다고 강조하고 있습니다.

이러한 점들을 고려할 때, 노년기 영양 관리에서 단백질은 권장량(남성 60g/일, 여성 50g/일)을 초과하여 섭취할 필요가 있습니다. 또한 단백질과 아미노산의 이용 효율을 높이기 위해 충분한 에너지를 섭취하는 것이 중요합니다. 다시 말해 전반적인 섭취량이 부족하지 않도록 충분한 음식을 섭취하는 것이 영양 관리의 기본입니다.

노년기의 영양 불균형

고령자의 건강 수명을 늘리는 데 있어 **저영양 예방**은 매우 중요합니다. 고령자는 식욕 감소, 미각 변화로 인해 음식 섭취량이 줄어드는 경우가 많습니다. 더불어 뼈나 관절 질환으로 인한 통증, 맞지 않는 틀니,

---

2   로코모티브 증후군: **뼈나 근육 등 운동기능의 저하(쇠퇴)**가 원인이 되어 돌봄이 필요하거나 거동이 어려워질 위험이 큰 상태를 말합니다.

삼키는 기능의 저하 등이 복합적으로 작용하면 섭취량은 더욱 감소하게 됩니다. 또한 약물이나 보충제의 부작용, 고립감, 소외감, 우울감, 그리고 일상생활의 활동량이 저하되면서 장보기나 식사 준비가 귀찮아져 식사량이 줄어들기도 합니다.

저영양 상태는 단순히 섭취량이 줄어드는 문제를 넘어섭니다. 소화 및 흡수 장애나 영양소 손실로 인해 오히려 필요한 에너지나 영양소 요구량이 증가할 수도 있으므로 주의가 필요합니다.

75세 전후의 고령자는 생활습관병을 예방하거나 악화 위험을 줄이기 위해 식사 제한이 필요합니다. 하지만 이 시기는 동시에 노년기 증후군에서 나타나는 체중 감소, 골다공증, 골절, **근감소증**[3] 같은 저영양 관련 질환이 발생하기 시작하는 때이기도 합니다. 이러한 저영양을 예방하려면 적극적인 영양 보충이 필요하기 때문에 자칫 영양 불균형이라는 이중 부담 상태에 빠질 수 있습니다. 특히 고령자의 저영양 문제 중 **노쇠**에 주목해야 합니다.

'노쇠'란 노화로 인해 신체 기능과 예비 능력이 저하되어 질병 및 신체 기능 장애에 대한 취약성이 증가하는 상태를 말합니다. 노쇠에는 ①1년간 4~5kg의 체중 감소, ②주관적 피로감, ③일상생활 활동력 저하, ④신체 능력(보행 속도) 약화, ⑤근력(악력) 저하, 다섯 가지 특징이

---

3   근감소증: 노화로 인해 발생하는 골격근의 양과 근력의 감소를 의미합니다.

있습니다. 이 중에서 3개 항목에 해당하면 노쇠, 1~2개 항목에 해당하면 노쇠 전 단계로 정의합니다. 즉 노쇠는 근감소증처럼 단순히 근육 감소에만 국한되지 않고, 골격, 체지방, 그리고 전반적인 건강 상태와 체력을 포함하는 전신적인 취약 상태를 의미합니다.

노쇠의 근본 원인 중 하나는 **단백질 에너지 저영양 장애(PEM)**입니다. PEM은 주로 에너지 부족으로 발생하는 마라스무스형과 단백질 부족이 주원인인 콰시오커형으로 나뉘는데, 고령자에게는 이 두 가지 유형이 혼재한 혼합형이 많습니다. 마라스무스형은 전반적인 식사량 부족으로 발생하며, 체지방 감소로 인해 마른 체형이 특징입니다. 이때는 근육 단백질에서 아미노산이 방출되므로 반드시 혈청 알부민 감소가 동반되지는 않습니다. 반면 콰시오커형은 에너지를 당질이나 지방으로 보충하기 때문에 근육 단백질에서 아미노산 공급이 제대로 이루어지지 않아 저알부민혈증이 나타납니다. 고령자는 에너지 보급이 불충분할 뿐만 아니라, 근육 단백질에서 아미노산이 공급되더라도 간에서 단백질을 합성하는 능력이 저하되어 체중 감소와 저알부민혈증이 동반되는 경우가 많습니다. 고령자의 노쇠를 예방하고 치료하기 위해서는 적절한 운동과 함께 충분한 에너지를 섭취하여 체중 감소를 막는 것이 중요합니다. 또한 양질의 동물성 단백질이 풍부한 식품을 적절하게 섭취해야 합니다.

제 6 장

환자의 영양 관리, 특수의료용도식품, 그리고 건강기능식품

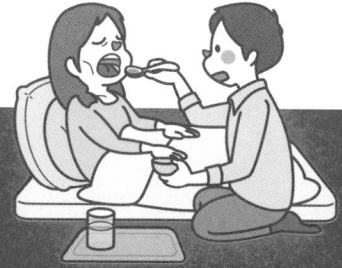

상처나 질병으로 어려움을 겪는 환자를 돌볼 때 영양은 매우 중요한 역할을 합니다. 영양 관리가 필요한 대표적인 질병으로는 비만, 저체중, 당뇨병, 이상지질혈증, 고혈압, 빈혈, 식품 알레르기, 암 등이 있습니다. 이 장에서는 의료 현장에서 어떻게 영양 관리가 이루어지고 있는지 알아봅시다.

식이요법

인류는 아주 오래전부터 특정 음식이 질병의 발생과 치료에 영향을 미친다는 사실을 경험적으로 알고 있었습니다. 그렇기에 동서고금을 막론하고 모든 의료에는 **식이요법**이 존재했습니다. 하지만 병원식에 영양학이 본격적으로 도입되는 데는 제2차 세계대전 이후 연합군 최고 사령부(GHQ)의 지도가 결정적인 역할을 했습니다. 당시 일본의 의료 현대화를 위해 의료 헌법이라 할 수 있는 〈의료법〉을 제정하면서 병원식과 치료식의 영양 기준, 조리 방법, 나아가 병원에 영양사를 배치할 것을 법으로 규정했습니다. 이후 병원식은 진료 보수의 대상이 되었고, 식사 치료가 의료의 일부로 자리매김하게 되었습니다.

영양과 관련된 주요 질환

영양성 질환이란 에너지나 영양소의 비정상적인 섭취가 질병 발병에 직접적으로 연관되는 질환을 의미합니다. 이는 에너지의 과도한 섭취나 부족으로 인한 비만, 저체중뿐만 아니라 단백질, 비타민, 미네랄 등의 결핍증이나 과잉증까지 포함됩니다.

이 밖에도 간 질환이나 췌장 질환, 암과 같이 영양이 깊이 관련되어 있고, 식이요법이 중요한 질환도 있습니다.

비만

식이요법의 기본

비만은 식사를 통해 섭취하는 에너지양이 생명 유지나 신체 활동에 필요한 에너지 소비량보다 지속적으로 많을 때 발생하고, 여분 에너지가 체지방으로 과도하게 축적된 상태를 말합니다(그림 1). 이렇게 비정상적으로 증가한 체지방이 다양한 합병증을 유발하면 **비만증**으로 진단합니다. 비만 식이요법의 기본은 에너지 섭취량을 제한하고, 운동을 통해 에너지 소비량을 늘려 체내에 에너지가 부족한 상태를 만드는 것입니다. 이러면 우리 몸은 부족한 에너지를 보충하기 위해 축적된 체지방을 분해하기 시작하고, 결과적으로 체지방이 감소하게 됩니다.

식이요법의 방법

저에너지 식단을 지속하면 체중 감량은 가능하지만, 감량 중에도 모

그림 1 비만

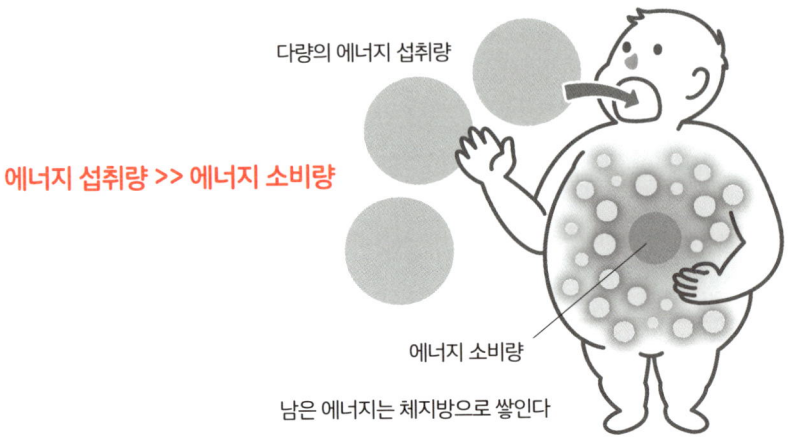

다량의 에너지 섭취량

에너지 섭취량 >> 에너지 소비량

에너지 소비량

남은 에너지는 체지방으로 쌓인다

든 필수 영양소를 골고루 섭취해야 하며, 감량한 체중을 요요 현상 없이 유지할 수 있어야 합니다. 어떤 음식을 섭취할지는 개인의 비만 정도, 비만에 따른 대사 장애의 종류, 그리고 평소 식습관을 고려하여 개별적으로 선택해야 합니다. 예를 들어 고혈당 상태라면 저당질 식단을 따르고, 이상지질혈증이 있다면 저지방 식단을 따르면서 지방의 종류를 신중하게 선택할 필요가 있습니다. 비만한 사람이 저에너지 식단을 실천하면 체중과 체지방 감소는 물론 혈당, 혈청 지질, 혈압 등이 개선되고, 비감염성 질환 예방에도 효과가 있습니다.

체중 감량은 요요 현상을 방지하고 필수 영양소를 충분히 섭취하기 위해 한 달에 1~2kg 정도의 완만한 목표를 설정하는 것이 바람직합니

그림 2 식단 예시

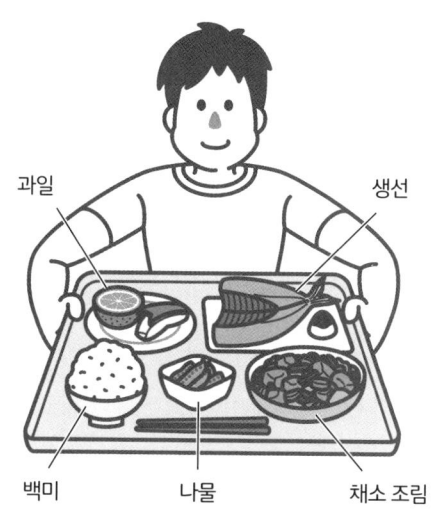

다. 여기에 운동이나 행동수정요법[1]을 병행하면 더 효과적입니다. 필수 영양소를 충분히 확보하려면 끼니마다 밥은 가볍게 한 그릇(또는 식빵 한 조각), 고기나 생선, 콩 요리를 한 접시, 그리고 채소 요리를 한두 접시 추가할 것을 권장합니다. 더불어 하루에 우유 한 컵과 과일 한 개를 섭취하도록 합니다(그림 2). 그리고 음식을 천천히 꼭꼭 씹어 섭취하고, 규칙적으로 식사하는 습관을 들여야 합니다. 이러한 노력을 꾸준히 이어가기 위해서는 매일 아침 체중을 측정하고 기록하며, 때때로 음식 사진을 찍어 자신의 식습관을 점검하는 방법도 도움이 됩니다.

---

1 행동수정요법: 인간 행동이 형성되는 원리를 과학적으로 분석하여 목표 달성에 방해가 되는 부적절한 행동을 스스로 개선하도록 돕는 치료 방법입니다.

저체중

식이요법의 기본

저체중은 표준 체중에 비해 체중이 현저히 낮은 상태를 말합니다. 비만이 체지방의 비정상적인 증가를 의미한다면, 저체중은 단순한 체지방 감소를 넘어 체단백까지 줄어든 만성적인 저영양 상태를 가리킵니다. 일반적으로 BMI가 18.5kg/m^2 미만이면 저체중으로 판단합니다. 저체중의 원인으로는 다이어트와 같은 의도적인 소식, 저작장애, 약물 부작용, 스트레스 등으로 인한 섭취량 감소가 있습니다. 또한 소화 및 흡수 장애, 당뇨병, 갑상샘 기능 항진증 같은 질환 증상으로 나타나기도 합니다. 저체중은 거식증, 빈혈, 골다공증, 나아가 노쇠의 위험을 높일 수 있습니다. 저체중 식이요법의 기본은 원인을 파악하고 섭취량을 늘리는 데 있습니다.

식이요법의 방법

식욕이 부진할 때는 간간하거나 신맛이 강한 음식, 또는 향신료가 들어간 음식처럼 입맛을 돋우는 식품이나 조리법을 활용합니다. 1회 섭취량이 적은 경우가 많으므로 간식을 이용하여 섭취 횟수를 늘리고, 고열량 식사를 하는 것이 중요합니다. 또한 단백질, 지방, 비타민, 미네랄이 풍부한 음식을 적극적으로 섭취해야 합니다. 필요하다면 경장 영양 식품이나 소화 및 흡수가 잘되는 중쇄지방산(MCT), 단맛이 적은 덱스트린 같은 특수 영양 식품을 활용하는 방법도 추천합니다.

단백질 결핍증

식이요법의 기본

단백질 결핍증은 에너지는 비교적 충분히 공급되지만, 단백질 섭취가 오랜 기간 부족하여 발생하는 질병입니다. 복부 팽만이 전형적인 증상인 콰시오커가 대표적인 예시입니다. 단백질 부족은 편중된 식습관이나 섭취량 감소로 발생합니다. 또한 췌장 질환, 염증성 질환, 단장증후군으로 인한 단백질 소화 및 흡수 장애, 단백 소실성 위장병증, 간경변에 따른 단백질 합성량 감소 등이 원인이 되어 발생하기도 합니다. 단백질 결핍 증상으로는 체력 및 활동량 감소, 저단백혈증, 부종, 복수, 면역력 저하, 상처 치유 지연, 정신 활동 저하 등이 관찰됩니다.

단백질 결핍은 단백질 섭취 부족, 혈청 알부민 수치 저하, 근육량 및 근력 저하 등으로 진단됩니다. 식이요법의 기본은 원인 질환이 있을 때는 해당 질환을 치료하면서 단백질 섭취량을 점진적으로 늘리는 것입니다.

식이요법의 방법

단백질 결핍증을 개선하기 위해서는 전체 섭취량을 늘려 에너지와 단백질 섭취량을 모두 증가시켜야 합니다. 세 끼 식사만으로 부족하다면 간식을 활용하여 총섭취량을 늘립니다. 식단에는 육류, 어패류, 달걀류, 콩 식품, 우유 및 유제품 등 단백질이 풍부한 식품을 적극적으로 포함해야 합니다. 또한 식사 사이에 고단백 경장 영양식이나 프로틴, 아미노산 보충제를 활용하는 방법도 있습니다.

비타민·미네랄 결핍증

식이요법의 기본

비타민과 미네랄 결핍증은 해당 영양소 섭취량이 오랜 기간 부족하여 다양한 임상 증상이 나타나는 상태를 말합니다. 이는 주로 비타민과 미네랄이 풍부한 음식 섭취가 부족할 때 발생하며, 신체 활동량이나 스트레스의 증가, 또는 질병으로 인해 필요량이 늘어나면서 발생하기도 합니다.

식이요법의 방법

비타민이나 미네랄 결핍증이 의심된다면 식습관, 임상 검사, 그리고 임상 징후를 종합적으로 검토하고, 어떤 비타민과 미네랄이 부족한지

명확히 하여 해당 **비타민제**나 **미네랄제**를 투여합니다. 또한 보완 치료로 비타민과 미네랄 함량이 높은 식이요법을 병행합니다. 평소에 비타민과 미네랄이 풍부한 음식을 섭취하면 결핍증을 예방하는 데 도움이 됩니다. 필요에 따라 영양 보충제나 기능성 영양식품의 활용도 고려해볼 수 있습니다.

당뇨병

식이요법의 기본

당뇨병은 췌장에서 분비되는 인슐린의 양이 부족하거나 기능이 저하되어 혈당이 비정상적으로 높아지는 질환입니다. 이러한 고혈당 상태가 장기간 지속되면 당질이나 지방질 대사에 이상을 초래하여 동맥경화, 신장 질환, 망막병증, 신경장애 등의 **합병증**을 유발할 수 있습니다(그림 3). 당뇨병 식이요법의 기본은 당질 대사를 포함한 각종 대사를 최대한 정상에 가깝게 유지하고, 질병의 악화를 막아 합병증을 예방하는 것입니다.

식이요법의 방법

2형 당뇨병 환자는 인슐린 저항성 개선을 위해 저에너지 식사를 진행합니다. 에너지 섭취량은 나이, 성별, 키, 몸무게, 신체 활동량, 합병증

그림 3 당뇨병이 일으키는 합병증

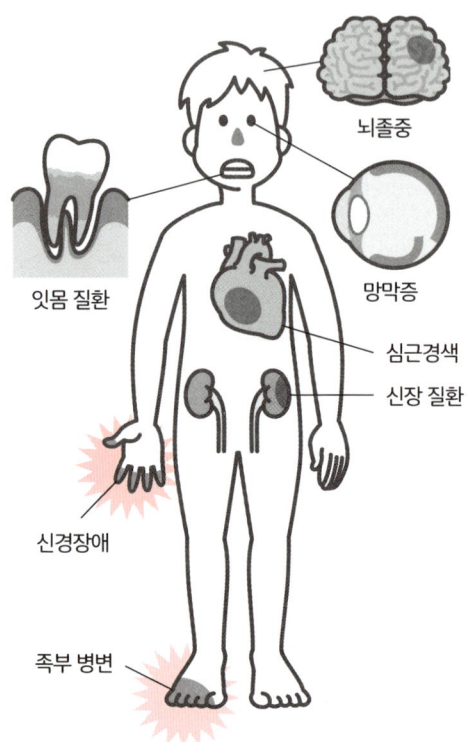

유무 등을 종합적으로 고려하여 산출하지만, 일반적으로는 신체 활동량에 맞추어 계산합니다. 목표 체중에 가벼운 활동(주로 앉아서 하는 정적인 활동)은 25~30kcal, 보통 활동(주로 앉아서 하는 활동이지만 출퇴근, 집안일, 가벼운 운동 포함)은 30~35kcal, 힘든 활동(육체노동, 활발한 운동 습관)은 35kcal를 곱하여 산출합니다. 신체 활동량이 같다면 비만한 사람이나 고령자에게는 낮은 값을, 마른 사람이나 젊은 사람에게는 높은 값을 적용합니다. 만약 적극적인 체중 감량이 필요하다면 한 달에 1~2kg의 감량을 목표로 설정하는 것이 적절합니다.

에너지 생성 영양소 섭취는 단백질의 경우 **1.0~1.2g/kg 목표 체중**으로 하고, 지방은 전체 에너지 섭취량의 **20~25%**를 차지하도록 합니다. 그리고 나머지는 탄수화물로 구성합니다. 과도한 지방 섭취는 혈청 지질 상태를 악화시키고, 과도한 탄수화물 섭취는 혈당 상태를 악화시키므로 에너지 생성 영양소 섭취는 환자 개개인의 위험도에 따라 개별적으로 설정해야 합니다. 예를 들어 식후 혈당 수치나 중성지방이 높다면 당질의 비율을 줄이고, LDL콜레스테롤이 높다면 포화지방산의 섭취량을 줄입니다. 또한 저당질 식사를 진행할 때는 곡류가 식이섬유와 각종 비타민, 미네랄의 중요한 공급원이라는 점을 잊지 않아야 합니다.

당뇨병 환자에게 식후 혈당의 비정상적인 상승은 심혈관 사망 위험을 높이는 중요 요인입니다. 이러한 식후 혈당 조절의 지표로 활용되는 것이 바로 **혈당 지수(GI)**입니다. 혈당 지수는 당질 섭취량이 많을수록 높아지지만, 수용성 식이섬유, 지방, 단백질, 식초, 우유 및 유제품과 함께 섭취하면 상승을 억제할 수 있습니다. 만약 소변에서 미량의 알부민이 발견된다면 신장에 가해지는 부담을 줄이기 위해 단백질 섭취를 제한해야 합니다.

당뇨병 환자는 음식 섭취량 감소로 인해 비타민과 미네랄이 부족해지는 경향이 있습니다. 비타민과 미네랄 부족은 당뇨병의 발병이나 악화에 영향을 줄 수 있으므로 주의가 필요합니다. 또한 당뇨병 환자는 혈압이 높아지기 쉬워 혈압 관리도 중요합니다. 과도한 염분 섭취는 혈압 상승의 원인이므로 하루 6g 이하를 목표로 염분 섭취를 제한해야 합니다. 된장, 간장, 소금 등의 사용량을 줄이고 담백한 맛에 익숙해지려는 노력이 필요합니다. 더불어 식사를 거르거나 음식을 먹는 순서, 빠른 속도 등도 혈당 상태에 영향을 줍니다. 따라서 규칙적으로 천천히 식사하는 습관을 들이는 것이 중요합니다.

이상지질혈증

식이요법의 기본

이상지질혈증은 혈액 속 콜레스테롤이나 중성지방이 비정상적으로 높아져 **동맥경화**[2]를 유발하는 질환입니다. 지방의 구성 성분인 지방산은 크게 포화지방산, 단일불포화지방산, 다가불포화지방산으로 나뉩니다. 이 중에서 다가불포화지방산은 식물성 기름에 풍부한 리놀레산이 포함된 n-6계 지방산과 생선 기름에 많은 EPA, DHA가 포함된 n-3계 지방산으로 다시 분류됩니다. 이상지질혈증의 기본적인 식이요

---

2 동맥경화: 동맥 혈관 내부에 콜레스테롤과 섬유질 등이 엉겨 붙은 플라크가 쌓이면서 혈관이 좁아지거나 탄력을 잃는 상태를 말합니다. 이는 질병의 이름이 아닙니다.

법은 총에너지 섭취량과 탄수화물 섭취를 제한하고, 동시에 질적으로 다른 지방들의 섭취 비율을 개선하는 것입니다. 만약 비만이 동반되어 있다면 비만 개선이 가장 시급하며, 지질 이상의 종류에 따라 섭취하는 지방의 종류를 신중하게 검토해야 합니다.

식이요법의 방법

혈청 총콜레스테롤과 LDL콜레스테롤의 높은 수치를 관리하기 위해서는 포화지방산 함량이 높은 동물성 지방을 제한하고, 대신 이 수치들을 낮추는 작용이 있는 식물성 지방을 적극적으로 섭취해야 합니다. 하지만 다가불포화지방산을 과도하게 섭취하면 HDL콜레스테롤 수치가 낮아지거나 산화 반응에 취약해질 수 있습니다. 따라서 HDL콜레스테롤 수치가 낮을 때는 단일불포화지방산인 올레인산이 풍부한 올리브유를 사용하는 것이 좋습니다. 올리브유는 LDL콜레스테롤 수치를 낮추면서도 HDL콜레스테롤 수치에는 영향을 주지 않기 때문입니다. 한편 어패류에 풍부한 n-3계 지방산의 섭취량과 관상동맥 질환 및 심근경색으로 인한 사망률 사이에는 역상관관계가 관찰됩니다. 어패류의 지방은 중성지방 수치를 낮추고, 혈압을 감소시키며, 혈소판 응집을 억제하고, 내피 기능을 개선하는 작용이 있는 것으로 알려져 있습니다.

결론적으로 이상지질혈증 환자는 육류(특히 내장류), 달걀류, 과자류는 피하고, 정제되지 않은 곡류를 주식으로 삼아야 합니다. 더불어 어패류, 해조류, 콩류, 채소류를 주된 반찬으로 하는 담백한 저에너지 식단이 기본 원칙입니다.

고요산혈증·통풍

식이요법의 기본

고요산혈증은 혈액 내 요산 농도가 비정상적으로 높아지는 질환으로 흔히 **통풍**이라고 불립니다. 통풍은 요산이 결정화되어 요산염을 형성하고, 이것이 관절에 축적되어 급성 관절염을 유발하는 상태를 말합니다(그림 4). 혈액 내 요산 수치가 상승하는 원인은 간에서 요산 생산이 증가하거나 신장에서 요산 배설이 감소하기 때문입니다. 따라서 식이요법의 목적은 이러한 상황이 발생하지 않도록 예방하는 데 있습니다. 식이요법의 기본은 요산 생성을 억제하기 위해 과식과 비만을 피하고, 고퓨린체 및 고단백 식품의 과도한 섭취와 알코올의 과다 섭취를 삼가는 것입니다. 또한 요산 배설을 촉진하기 위해 충분한 수분을 섭취해야 합니다. 퓨린체는 과거처럼 엄격하게 제한할 필요는 없지만, 함량이 현저히 높은 식품은 자제하는 편이 좋습니다.

그림 4 고요산혈증

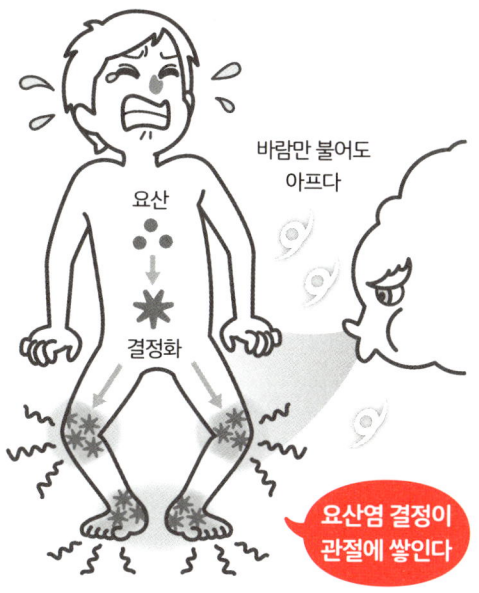

식이요법의 방법

비만을 개선하고 체중 증가를 막기 위한 섭취량을 조절이 필수적입니다. 단백질 섭취는 표준 체중 1kg당 1g 전후로 조절하고, 퓨린체가 비교적 적은 달걀류, 콩 제품, 유제품을 식단에 적극적으로 포함합니다. 반면 동물의 내장류나 건어물 등은 퓨린체가 많으므로 삼가야 합니다. 또한 혈액의 pH가 산성으로 기울면 요산 배출이 어려워지므로 채소류, 해조류, 과일류를 충분히 섭취해야 합니다.

고혈압

식이요법의 기본

고혈압 식이요법의 기본은 체중 감량과 염분을 제한하는 것입니다. BMI가 25kg/m^2 이상인 고혈압 환자는 식이요법을 통해 체중을 줄여야 합니다. 체중이 줄어들면 혈압이 낮아질 뿐만 아니라 지질 이상도 개선될 수 있습니다. 소금에 포함된 나트륨 섭취량을 줄일수록 혈압은 낮아집니다. 염분 제한 이외에 식이섬유와 칼륨 섭취량을 늘리면 혈압 감소에 효과적입니다.

식이요법의 방법

비만을 동반한 고혈압 환자는 체중 감량을 진행하고, 비만이 아닌 환자는 철저한 저염식을 실천해야 합니다. 저염식을 맛있게 즐기려면 감귤류나 향신료로 요리의 풍미를 살리고, 저염 간장, 저염 된장 같은 저염 제품을 적극 활용하여 맛있는 조리법을 찾아보는 것이 중요합니다. 아울러 어패류, 콩 제품, 우유 및 유제품, 채소류, 과일류, 해조류를 적극적으로 섭취하여 단백질, 식이섬유, 칼륨, 칼슘 등을 충분히 보충해야 합니다.

빈혈

식이요법의 기본

빈혈은 혈액 속 헤모글로빈 농도나 적혈구 수가 감소한 상태를 가리킵니다. 음식과 관련된 빈혈에는 **철 결핍성 빈혈**과 **거대적혈모구빈혈**이 있습니다. 철 결핍성 빈혈은 철분 부족으로 발생하므로 철 섭취량을 늘려야 합니다. 거대적혈모구빈혈은 적혈구의 전 단계인 적혈구 세포가 분열 장애를 일으켜 거대적혈모구가 생성되는 것이 원인입니다. 따라서 세포 분열에 필수적인 영양소인 비타민 B_{12}와 엽산의 섭취가 기본입니다.

식이요법의 방법

철 결핍성 빈혈이 병적으로 심할 경우 식이요법만으로는 치료가 어려워서 **철분제** 복용이 필수적입니다. 이때 식이요법은 보조적인 수단으로 활용됩니다. 하지만 빈혈 예방이나 재발 방지에는 식이요법이 효과적입니다. 식이요법에서는 단순히 철분 섭취량을 늘리는 수준을 넘어 철분 흡수율을 높이는 것이 중요합니다. 일반적으로 철은 육류와 녹황색 채소에 풍부합니다. 육류(특히 간) 등 동물성 식품에 포함된 철분은 **헴철**이라고 불리며, 흡수율이 15~20%로 높습니다. 반면 식물성 식품에 포함된 **비헴철**은 흡수율이 2~5%로 낮습니다. 따라서 철분 함량이 높은 녹황색 채소를 섭취할 때는 흡수율을 높이는 비타민 C나 동물성 단백질 식품과 함께 섭취하는 것이 바람직합니다.

거대적혈모구 빈혈의 식이요법은 적혈구의 세포 분열에 관여하는 비타민 B_{12}와 엽산 보충에 중점을 둡니다. 비타민 B_{12}는 간에 풍부하며, 엽산은 녹황색 채소, 콩류, 간 등에 함유되어 있습니다.

철 결핍성 빈혈이든 거대적혈모구 빈혈이든 관계없이 빈혈 치료에는 전반적인 영양 상태 개선이 필수적입니다. 만약 마른 체형이라면 전체 섭취량을 늘려 체중 증가를 꾀해야 합니다. 특히 단백질 섭취량을 늘릴 필요가 있으며, 섭취량은 표준 체중 1kg당 1.2g을 목표로 합니다.

식품 알레르기

식이요법의 기본

우리 몸은 세균이나 기타 이물질(**항원**)이 침입하면, 이들이 다시 침입하지 못하도록 림프구(B세포)에서 **항체**를 생성합니다. 항원에 항체가 결합하는 과정을 **항원-항체 반응**이라고 합니다. **식품 알레르기**는 음식으로 인해 유발된 항원-항체 반응으로 신체에 조직 손상과 같은 부정적인 증상이 나타나는 현상을 말합니다(그림 5). 식품 알레르기의 식이요법은 알레르기의 원인 물질인 **알레르겐**을 함유한 식품을 제거하고, 신체에 필요한 영양을 적절하게 섭취하는 것이 기본입니다.

그림 5 알레르기 반응의 원리

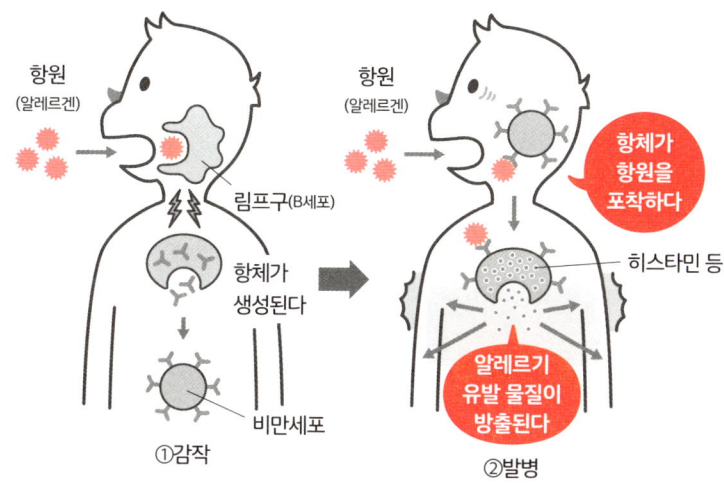

이물질을 인식하고 제거하는 원리를 면역이라고 하며, 알레르기 반응도 면역의 일부입니다. 항원이 침입하면 항체가 생성되고, 이 항체는 비만세포(肥滿細胞, mast cell) 표면에 달라붙어 다음 이물질 침입에 대비합니다. 이 상태를 감작이라고 하는데, 감작된 상태에서 다시 동일한 항원이 침입하면 오히려 자신을 공격하여 훼손하는 알레르기 반응이 일어나게 됩니다.

식이요법의 방법

모든 식품은 알레르겐이 될 가능성이 있지만, 대부분의 알레르겐은 식품 속 단백질입니다. 특히 달걀, 우유, 밀, 메밀, 땅콩, 새우, 게, 호두의 8가지 품목(특정 원재료)이 대표적입니다. 이를 가공한 식품에는 알레르기 유발 식품 표시가 의무화되어 있습니다. 알레르기 반응을 일으킬 가능성이 비교적 높아서 알레르기 표시가 권장되는 20가지 품목에는 아몬드, 전복, 오징어, 연어알, 오렌지, 캐슈너트, 키위, 소고기, 참깨, 연어, 고등어, 콩, 닭고기, 바나나, 돼지고기, 마카다미아, 복숭아, 마, 사과, 젤라틴이 있습니다.

식이요법을 할 때는 알레르기를 유발하는 식품을 제외하고, 대체 식품을 사용하거나 알레르겐을 제거한 가공식품을 활용합니다. 이때 단백질, 비타민, 미네랄이 부족해지지 않도록 각별히 주의해야 합니다.

암

식이요법의 기본

암 예방을 위한 식사 지침에는 다음 사항이 있습니다.

- 적절한 체중 유지한다.
- 다양한 식품을 섭취하고, 식물성 식품(곡류, 채소류, 과일류, 콩류, 감자류)을 기본으로 한다.
- 고지방식, 붉은 고기, 염분, 알코올 섭취를 삼간다.
- 식품 첨가물, 잔류 농약에 주의한다.

- 음식을 지나치게 태우지 않는다.
- 부패하기 쉬운 식품은 적절히 냉동, 냉장 보관한다.

암 치료 효과를 직접적으로 높이는 특별한 식이요법은 없습니다. 하지만 식이요법은 수술, 방사선 치료, 화학요법 등 암 치료를 진행할 때 보조 요법으로 활용됩니다. 암이 진행되면서 나타나는 증상이나 수술, 방사선 치료, 화학요법 등의 부작용으로 인해 음식을 먹고, 씹고, 삼키며, 소화하고 흡수하는 능력이 저하됩니다. 그 결과 영양 상태가 악화하면 각종 치료 효과를 저해하고 회복을 지연시켜 환자 삶의 질을 떨어뜨릴 수 있습니다. 따라서 다양한 영양 보충 방법을 활용하여 환자의 영양 상태를 회복시킬 필요가 있습니다.

식이요법의 방법

암 환자가 음식을 입으로 섭취할 수 있다면, 섭취량을 관찰하면서 환자의 기호를 고려해 맛있고 먹기 편한 조리법이나 식단을 마련해야 합니다. 즉 부드럽고 식감이 좋으며 삼키기 쉬운 음식을 제공하는 것이 중요합니다. 암 환자는 냄새에 민감해지는 경우가 많고 이것이 식욕에 영향을 줄 수 있으므로, 식품이나 조리 시 발생하는 냄새에도 주의를 기울여야 합니다. 또한 미각이나 섭식 능력은 질병 상태나 치료 방법에 따라 미세하게 변하기 때문에 환자의 반응을 확인하면서 그때그때 유연하게 대처할 필요가 있습니다. 만약 음식을 입으로 섭취하기 어려워 필요한 영양분을 충분히 얻지 못한다면, 카테터를 이용한 경장 영양이나 정맥 영양을 활용할 수 있습니다.

외과수술

식이요법의 기본

수술은 우리 몸에 큰 부담을 주어 영양 필요량이 늘어나지만, 질병이나 장애가 있으면 음식을 충분히 섭취하기 어려운 경우가 많습니다. 특히 소화기 질환 수술 후에는 이러한 문제가 더욱 두드러지죠. 따라서 수술 전부터 영양 상태를 개선하는 것이 중요하며, 수술 중이나 후에는 질병의 종류에 맞춰 적절한 식이요법과 영양 보충이 이루어져야 합니다.

식이요법의 방법

어떤 수술이든 수술 전에는 가능한 한 고에너지, 고영양 식품을 섭취하도록 계획해야 합니다. 만약 입으로 충분히 먹기 어렵다면 식사에 경장 영양 식품을 추가합니다.

수술 후에는 환자의 체중, 섭취량, 소화 및 흡수 능력 저하 여부, 영양 필요량 증가 여부 등을 다양한 관찰과 검사를 통해 살피면서 영양 보충 방법과 투여량을 조절합니다. 일반적으로 수술 후에는 소화기관에 부담을 주지 않기 위해 금식부터 시작하여 유동식, 미음, 죽을 거쳐 일반식으로 점차 식사 단계를 높여 나갑니다. 이 일정은 환자의 상태를 관찰하며 신중하게 결정됩니다. 소화관 수술 후에는 원칙적으로 향신료, 탄산음료, 카페인 음료, 알코올 음료 섭취는 삼가야 합니다. 하루 세 끼 식사를 할 경우 한 끼당 소화 부담이 커질 수 있으므로, 간식을 추가하여 조금씩 자주 섭취함으로써 한 끼 식사 부담을 줄이는 방법도 고려해야 합니다.

영양 보충

영양 보충이란 체내에 에너지나 영양소를 공급한다는 뜻입니다. 우리는 아주 오래전부터 음식물을 가공하고 조리하여 입으로 섭취한 뒤, 소화와 흡수 과정을 거쳐 영양소를 체내로 운반하고, 다양한 대사를 통해 생명 유지에 필요한 양분으로 사용해왔습니다. 하지만 환자는 식욕이 떨어지고, 먹고, 씹고, 삼키고, 소화하며 흡수하는 과정에 어려움을 겪으면서 입으로만은 충분한 영양분을 섭취하지 못하는 경우가 있습니다. 이러한 문제를 해결하기 위해 카테터를 이용해 위나 장, 또는 혈관에 직접 영양소를 투여하는 방법이 개발되었습니다. 이를 **경장영양** 또는 **정맥 영양**이라고 하며, 이 모든 방법을 통틀어 영양 보충이라고 합니다. 현재는 일반적인 식품 이외에도 특수 식품이나 영양제, 그리고 영양을 보급하는 약제도 개발되고 있습니다.

특수의료용도식품

우리는 평소 슈퍼마켓이나 편의점에서 일반적인 식품을 구입하여 섭취합니다. 이러한 식품은 농업이나 수산업으로 생산된 동식물을 가공하거나 소분한 것으로, 각 식품의 성분은 동식물의 성장에 유리하게 구성되어 있습니다. 즉 이러한 식품들은 우리에게 필요한 에너지와 영양소를 공급하기는 하지만, 개별 식품의 성분이 항상 인간의 건강 유지에 이롭게 구성되어 있는 것은 아닙니다. 필요한 영양소 외에도 염분, 포화지방산처럼 건강을 위협할 수 있는 성분이 포함되어 있고, 영양소 균형도 완벽하지 않습니다. 이러한 자연식품이 지닌 한계를 보완하여 인간의 건강이나 영양 상태를 유지하고 증진하는 데 도움을 주도록 특별히 성분을 조절하고, 그 목적을 명시하여 국가의 허가 하에 판매하는 식품을 **특수의료용도식품**이라고 합니다. 한마디로 일반 식품과 의약품의 중간 지점에 있는 식품이라고 할 수 있습니다. 특수의료용도식품에는 환자용 식품, 임산부·수유부용 분유, 영아용 조제분유, 연하 곤란자를 위한 식품 등이 있습니다.

환자용 식품

일반적인 식이요법은 보통 식품 중에서 적절한 것을 골라 성분을 조절한 뒤 대상자에게 제공됩니다. 하지만 성분 조절이 엄격하게 요구되거나 위험 성분을 철저히 제거해야 하는 경우, 또는 신체적인 문제로 먹고, 씹고, 삼키기 어려운 경우에는 **환자용 식품**을 활용합니다. 구체적으로는 저단백 식품, 알레르겐 제거 식품, 무유당 식품, 종합 영양 식품과 같은 표준형 영양조제식품이 있고, 이러한 질환에 해당하지 않는 맞춤형 영양조제식품도 있습니다.

임산부·수유부용 분유

건강한 임산부 또는 수유부의 영양 보급을 위해 사용되며, 일본의 경우 표시 허가 기준이 정해져 있습니다.

영아용 조제분유

영아용 조제분유와 **영아용 조제액상유**가 있습니다. **모유 대체 식품**으로 사용되며, 일본의 경우 표시 허가 기준이 정해져 있습니다.

연하 곤란자용 식품

연하 곤란자용 식품은 씹기 쉽고, 음식물이 기도로 넘어가는 것을 막기 위해 개발되었습니다. 이 식품은 일본의 경우 경도, 부착성, 응집성과 같은 물리적 특성에 따라 표시 허가 기준이 나뉩니다. 또한 액체에 첨가하여 농도를 조절하는 **점도 조절용 식품**에 대해 일본에서는 소비자가 직관적으로 이해하고 구분할 수 있도록 Ⅰ '그대로 삼킬 수 있는 점도', Ⅱ '입안에서 살짝 으깨어 삼킬 수 있는 점도', Ⅲ '조금 씹어서 삼킬 수 있는 점도'의 세 단계로 나누어 표시합니다.

건강기능식품

건강기능식품은 특정 기능을 표시할 수 있도록 허가된 식품을 말하며, 특정 건강식품, 영양 기능 식품, 기능성 표시 식품의 세 종류가 있습니다.

특정 건강식품

특정 건강식품은 기본적으로 과학적 근거를 바탕으로 개별 식품마다 국가가 심사하여 건강 기능을 확인한 뒤 일본 내각부의 소비자청 장관이 표시를 허가합니다. 하지만 기능 성분에 대한 데이터가 충분히 축적되어 그 유효성이 널리 인정될 때는 규격 기준에만 적합하면 허가를 받을 수 있습니다. 규격 기준형에는 난소화성 덱스트린, 폴리덱스트로스, 대두 올리고당 등이 있습니다. 표시 내용에는 '장 건강에 도움이 된다', '콜레스테롤 흡수 억제에 도움이 된다' 등의 문구가 포함됩니다. 관여하는 성분도 다양하지만, 이들은 모두 비영양소입니다.

영양 기능 식품

영양 기능 식품은 일상적인 식사만으로는 비타민이나 미네랄 등의 섭취가 부족할 때, 이를 보충하고 보완하기 위한 영양 보조 식품입니다. 영양 기능 식품의 성분으로 표시할 수 있는 영양소는 비타민 13종, 미네랄 6종, 지방 1종입니다. 기능성이 확인된 영양 성분을 일정 기준량 포함하고 있는 식품은 별도의 신고 없이도 국가가 정한 내용에 따라 기능성을 표시할 수 있습니다.

기능성 표시 식품

기능성 표시 식품은 사업자의 책임하에 과학적 근거를 바탕으로 기능성 표시를 하는 식품입니다. 특정 건강식품처럼 별도의 국가 심사나 허가는 필요하지 않지만, 판매 전에 안전성과 기능성에 대한 근거 자료를 일본 내각부 소비자청 장관에게 제출해야 합니다.

제 7 장

건강 증진의 지금까지와 지금부터

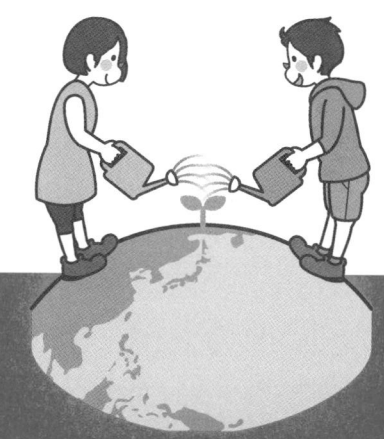

대부분의 국가는 국민의 건강 증진을 목표로 건강 증진 및 질병 예방을 위한 건강·영양 정책을 시행하고 있습니다. 이번 장에서는 이러한 정책의 기반이 되는 기준과 지침을 알아보고, 나아가 일본과 전 세계의 영양 문제에 대해서도 살펴보겠습니다.

영양 개선에서 건강 증진으로

메이지 유신 이전, 일본인의 영양 상태는 그리 좋지 못했습니다. 주식 위주의 식습관과 빈곤으로 인해 식품의 양과 질이 모두 빈약했고, 단백질, 지방, 그리고 각종 비타민과 미네랄 또한 부족한 상태였습니다. 이로 인해 다양한 영양 결핍증의 발병률이 높았으며, 체격이 작았고, 면역 기능도 낮았습니다. 그 결과 결핵과 같은 감염병 발병률이 높았고 현재와 비교하면 수명도 짧았습니다. 메이지 유신을 통해 영양학이 도입되었고, 육식을 중심으로 하는 서양식이 권장되면서 점차 영양 상태가 개선되기 시작했습니다. 1926년에는 일본 최초의 **영양사**[1]가 탄생했으며, 국민에게 영양 지식도 보급되었습니다.

    제2차 세계대전 이후 미국으로부터 식량 지원이 이루어지고, 학교 급식과 영양 교육이 시행되면서 일본인의 영양 상태는 점차 개선되었

---

1 영양사: 당시에는 '영양수'라고 불렀습니다.

습니다. 1952년에는 <영양 개선법>이 제정되어 본격적인 국민 영양 개선 운동이 시작되었죠. 이 법률은 국민 영양 조사 실시, 지방자치단체에 의한 영양 지도, 식품의 영양 성분 검사 및 표시, 집단 급식 시설에서의 영양 관리를 규정했습니다. 이후 고도 경제 성장과 식량 생산, 가공, 유통 등 관련 개혁을 거치면서 국민의 영양 부족 상태는 크게 개선되었습니다. 그 결과 아동의 체격이 커지고 평균 수명이 늘어났으며 건강 상태도 향상되었습니다.

하지만 이러한 풍요롭고 편리해진 식생활은 언제 어디서나 무엇이든 먹을 수 있는 환경을 조성했고, 서구화된 식단과 고지방 식사가 늘면서 과잉 영양 상태를 초래했습니다. 그리고 이는 비만과 생활습관병이라는 문제로 이어졌습니다. 그로 인해 2002년에는 <영양 개선법>이 폐지되고, 새롭게 **<건강 증진법>**이 제정되었습니다. 이 법은 국민의 건강 유지와 질병 예방을 목적으로 하고, 특히 생활습관병 예방에 중점을 두었습니다. <건강 증진법>은 기존의 건강검진을 통한 질병의 조기 발견 및 치료라는 **2차 예방**이나, 질병 발생 후

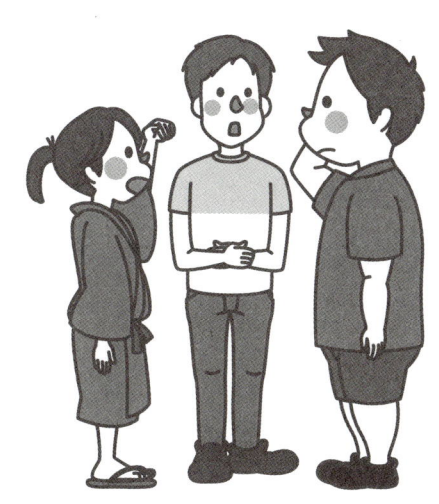

기능 유지 및 회복을 위한 **3차 예방**에만 머무르지 않았습니다. 대신 생활 습관을 개선하여 건강을 증진하고, 생활습관병 등을 예방하는 **1차 예방**에 초점을 맞춘 정책이었습니다. 즉 〈영양 개선법〉에서 〈건강 증진법〉으로의 변화는 저영양 대책에서 과영양 대책으로 정책 방향이 전환되었음을 의미합니다.

건강 일본 21

2000년 일본은 21세기를 맞아 국민의 건강 수명 연장을 목표로 **'21세기 국민 건강 만들기 운동**(건강 일본 21)'을 시작했습니다. 이 운동은 암, 심장병, 뇌졸중, 당뇨병 등의 생활습관병과 그 원인이 되는 생활 습관 개선에 관한 과제를 선정하고, 2010년까지의 구체적인 목표를 제시했습니다.

'건강 일본 21'은 단순히 행정적인 차원에만 머무르지 않고, 널리 국민 건강 증진을 지원하는 민간단체의 적극적인 참여와 협력을 이끌어내며 실행되었습니다. 이후 2013년에는 제

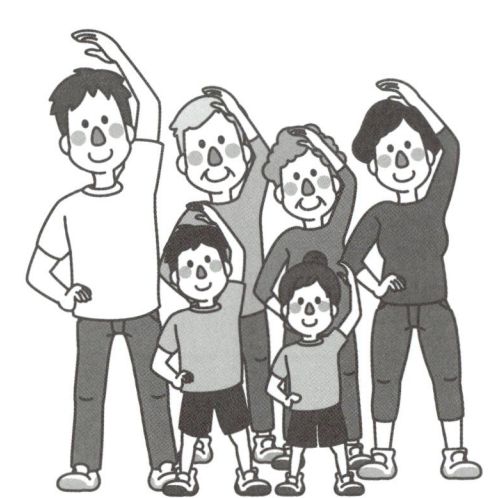

2차 '건강 일본 21'이 시작되었고, 2024년에는 제3차 운동이 시작되었습니다.

식사섭취기준

「일본인의 식사섭취기준」은 국민의 건강을 유지하고 증진하며, 생활습관병을 예방할 목적으로 마련되었습니다. 이 기준은 건강한 개인과 집단을 대상으로 에너지와 영양소의 적정 섭취량을 제시합니다. 다양한 영양소와 에너지를 얼마나 섭취해야 하는지 그 기준이 정리되어 있습니다. 영양사는 이 기준에 따라 식단을 작성합니다.

식생활 지침

생활습관병의 증가는 일본 국민 건강에 심각한 문제로 대두되고 있습니다. 최근에는 생활 습관을 재검토하여 질병 발생 자체를 막는 **1차 예방**의 필요성이 강조되고 있습니다. 아울러 고령화가 심화하면서 정신적, 신체적 기능 저하를 늦추기 위한 영양 부족 예방의 중요성 또한 명확해졌습니다. 한편 낮은 식량 자급률, 음식 쓰레기, 식품 폐기 문제는 지구 차원에서 자원 효율성과 환경 문제에 영향을 미치고 있습니다. 이처럼 복잡한 식생활 관련 문제를 해결하려면 국민 한 사람 한

표 식생활 지침

식생활 지침	식생활 지침의 실천
식사를 즐기세요	• 일상의 식사로 건강 수명을 늘리세요. • 식사를 음미하며 맛있게, 천천히 꼭꼭 씹어 드세요. • 가족과의 단란함과 사람들과의 교류를 소중히 하고, 식사 준비에도 참여하세요.
하루의 식사 리듬을 통해 건강한 생활 리듬을	• 아침 식사로 활기찬 하루를 시작하세요. • 야식이나 간식은 과하게 섭취하지 않도록 주의하세요. • 음주는 적당히 하세요.
적절한 운동과 균형 잡힌 식사로 적정 체중을	• 평소 체중을 측정하고 식사량에 신경 쓰세요. • 평소에 의식적으로 몸을 움직이세요. • 무리한 체중 감량은 피하세요. • 특히 젊은 여성의 저체중과 고령자의 저영양에 주의합시다.
주식, 주요리, 반찬을 기본으로 하여 균형 잡힌 식사를	• 다양한 식품을 골고루 섭취하세요. • 조리 방법이 한쪽으로 치우치지 않도록 하세요. • 가정식과 외식, 가공식품, 즉석식품을 적절히 조합하세요.
밥을 비롯한 곡류를 충분히	• 매 끼니 곡류를 포함해 당질을 통한 에너지 섭취를 적절히 유지하세요. • 일본의 기후와 풍토에 적합한 쌀과 같은 곡류를 활용하세요.
채소, 과일, 우유·유제품, 콩류, 생선 등도 골고루	• 충분한 채소와 매일의 과일로 비타민, 미네랄, 식이섬유를 섭취하세요. • 우유·유제품, 녹황색 채소, 콩류, 뼈째 먹는 생선 등으로 칼슘을 충분히 섭취하세요.
소금은 적게, 지방은 질과 양을 고려하여	• 소금 함량이 높은 식품과 요리는 적게 드세요. 소금 목표 섭취량은 하루에 남성 8g 미만, 여성 7g 미만입니다. • 동물성, 식물성, 생선 유래 지방을 균형 있게 섭취하세요. • 영양 성분 표시를 확인하고 식품이나 외식을 선택하는 습관을 기르세요.
식문화와 지역 특산물을 활용하여 고향의 맛 계승을	• 고유의 식문화를 소중히 여기고, 일상 식생활에 활용하세요. • 지역 특산물과 제철 식재료를 사용하고, 절기 음식을 활용하여 자연의 혜택과 사계절의 변화를 즐기세요. • 식재료에 관한 지식과 조리 기술을 익히세요. • 지역과 가정에서 전해 내려오는 요리법과 예절을 계승하세요.
식량 자원을 소중히 여기고, 낭비와 폐기가 적은 식생활을	• 아직 먹을 수 있는데 버려지는 음식물 쓰레기를 줄이세요. • 조리와 보관을 잘하여 남기지 않고 적당량을 먹도록 노력하세요. • 유통기한과 소비기한을 고려하여 활용하세요.
식생활을 깊이 이해하고 자신의 식습관을 되돌아보세요	• 어릴 때부터 식생활을 소중히 여기세요. • 가정, 학교, 지역사회에서 식품 안전성을 포함한 식생활에 대한 지식과 이해를 깊게 하고 바람직한 습관을 기르세요. • 가족이나 친구들과 함께 식생활에 대해 생각하고 이야기해보세요. • 스스로 건강 목표를 세우고 더 나은 식생활을 위해 노력하세요.

일본 문부성 결정, 후생성 결정, 농림수산성 결정
▶「식생활 지침(2016년 6월 일부 개정)」 [문부성(현 문부과학성), 후생성(현 후생노동성), 농림수산성], 2016에서 인용

사람이 건강한 식생활을 실천할 수 있도록 관계기관이 정책 방향을 공유하고 협력하여 국민의 건강한 식생활 실천을 지원하는 환경을 조성해야 합니다.

2000년 3월에 일본 문부과학성, 후생노동성, 농림수산성이 협력하여 「식생활 지침」을 수립하였습니다. 이후 16년이 경과하는 동안 2005년에 〈식육 기본법〉이 제정되었고, 2013년에는 10년 계획인 국민 건강 증진 운동 '건강 일본 21(제2차)'이 시작되었으며, 같은 해 12월에는 '일식; 일본의 전통 식문화'가 유네스코 무형문화유산에 등록되는 등 식생활 관련 정책의 폭넓은 진전을 보였습니다. 그리고 2017년 3월에는 〈식육 기본법〉에 따라 '제3차 식육 추진 기본 계획'이 수립되었습니다. 이러한 움직임을 반영하여 2016년에 일본의 「식생활 지침」이 개정되었습니다(표).

영양 불균형의 이중 부담

영양학은 오랜 시간 난치병이나 희귀병, 비위생적인 음식 섭취로 인한 감염병으로 여겼던 질병 중에 '음식 선택의 변화만으로 예방하고 치료할 수 있는 질병'이 존재한다는 사실을 밝혀냈습니다. 그리고 앞서 설명했듯이 영양 문제는 시대의 흐름에 따라 저영양에서 과영양 문제로 변화하였습니다. 비만, 당뇨병, 순환기 질환의 증가로 인해 '건강 일본 21'과 '특정건강검진·특정보건지도'와 같은 예방 정책이 시행되었고, 그 결과 당뇨병과 순환기 질환의 발병이 억제되었습니다. 이는 전쟁 전후의 영양 부족 문제부터 고도 경제 성장과 식생활 서구화로 인한 영양 과잉 문제까지 영양과 관련된 전반적인 문제 해결에 기여했습니다.

그러나 일부 중장년층에서는 여전히 비만 문제가 남아있고, 최근 들어서는 젊은 여성을 중심으로 **극심한 저체중**과 **빈혈**이 증가하고 있습니다. 또 병원이나 복지 시설에 입소한 환자나 고령자 중에서도 **저영양 장애**가 높은 빈도로 발생하고 있습니다.

환자나 고령자의 저영양 상태가 방치될 경우, 다양한 영양 결핍증이 발생할 뿐만 아니라 수술이나 약물 치료의 효과가 저하되어 질병이 악화합니다. 이로 인해 간병 등급이 높아지고 입원 및 입소 기간이 길어져 결과적으로 의료비와 간병비가 증가한다는 사실이 확인되었습니다.

환자나 고령자에게 발생하는 저영양 장애는 과거처럼 가난, 흉작, 전쟁 등에 따른 식량 부족이 원인이 아닙니다. 오늘날에는 질병으로 인해 소화, 흡수, 대사에 이상이 생기면서 영양소 소비량이 늘어나고, 그 결과 체내 단백질 합성 능력이 떨어져 문제가 발생합니다. 또한 미각 변화, 식욕 감소, 씹고 삼키는 능력의 저하로 인해 음식 섭취량 자체가 감소하는 문제도 관련이 있습니다.

젊은 여성의 저영양은 대개 정신적 스트레스나 극심한 체중 감소 욕구로 인해 섭식장애가 유발되어 나타납니다.

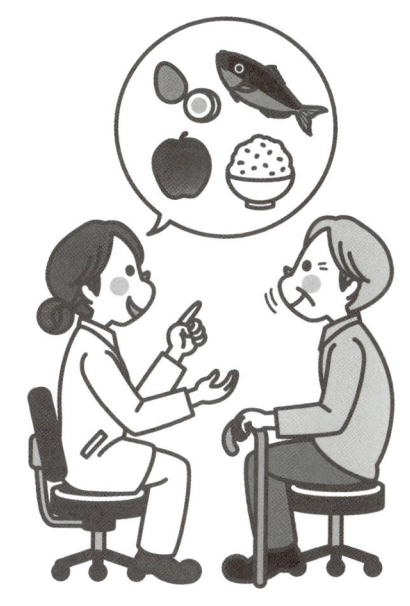

일반적으로 영양 부족 상태가 되면 근력 저하가 뒤따릅니다. 이 근력 저하는 신체 활동 능력 감소로 이어지고, 이는 다시 식욕 저하와 에너지 섭취량 감소를 일으켜 영양 부족 상태를 더욱 악화시키는 악순환을 만듭니다. 이처럼 풍요로운 사회에서 새롭게 등장한 저영양 문제는 복잡하고 다양한 요인들이 얽혀서 발생한다는 특징이 있습니다.

일본에서는 같은 지역, 같은 가정 안에서도 영양 과잉과 영양 부족이 동시에 나타나는 **'영양 불균형의 이중 부담'** 상태를 보입니다. 심지어 같은 사람인데도 중장년기에는 과잉 영양으로 인한 대사증후군이 문제가 되다가, 노년기가 되면 영양 부족으로 인한 노쇠나 근감소증이 문제가 됩니다. 특히 고령자는 이러한 문제가 혼재되어 지속되는 경우가 많습니다. 따라서 앞으로는 이러한 사람들의 영양을 어떻게 관리하고, 어떤 영양 지도를 제공할지가 영양 문제의 중심이 될 것입니다.

문제 해결의 핵심은 집단과 개인의 건강 상태, 영양 상태는 물론, 유전적 특성이나 생활 습관까지 고려하여 영양 지도와 관리 방법을 검토하고 구축하는 것입니다.

쾌적하고 지속 가능한 사회 건설과 영양

2015년 9월, 뉴욕 유엔 본부에서 '유엔 지속가능발전 정상회의'가 개최되었습니다. 150개 이상의 회원국 정상이 참여하여 17개 항목으로 구성된 '2030 지속가능발전 의제'를 채택하였으며, 각국은 이를 실현하기 위해 노력하고 있습니다. 영양에 관한 연구 또한 그 실현에 기여하고 있습니다. 최근 연구에 따르면 영양은 빈곤, 보건, 교육, 젠더, 노동, 성장, 불평등 그리고 기후 변화와 밀접하게 관련되어 있는 것으로 밝혀졌습니다. 구체적인 17개 **지속가능발전목표(SDGs)** 중 영양은 다음 7개 항목에 영향을 미칩니다.

빈곤 퇴치(목표 1)

영양 개선은 생산 가능 인구의 체력과 정신력을 향상하여 노동 생산성을 높이고, 이는 곧 소득 및 임금 상승으로 이어져 궁극적으로 빈곤을 줄이는 데 기여합니다.

기아 종식(목표 2)

영양 지식을 보급하면 저소득층도 합리적이고 확실하게 영양 상태를 개선할 수 있으며, 이는 농업 생산자의 생산성 향상으로 이어집니다. 특히 여성의 영양 상태가 개선되면 농업 분야에서 여성의 지위가 향상되고, 농업 생산성 향상 및 개인과 가족의 소득 증대로도 이어져 기아 문제 해결에 크게 기여합니다.

모든 사람을 위한 건강과 웰빙(목표 3)

영양 개선은 영양 부족으로 인한 결핍증과 과다 섭취로 인한 비만 및 비전염성 질환을 예방하고 건강 증진에 기여합니다. 최근 유니세프의 '인생 첫 1000일의 영양' 사업에서 드러났듯이, 저체중아 출생 위험을 줄이고 여성의 영양 상태를 개선하는 것은 다음 세대의 평생 건강에 영향을 미칩니다.

5세 미만 아동 사망 원인의 45%가 영양 부족과 관련되어 있으며, 아동의 성장 부진은 이후 생애에서 비전염성 질환 발병 및 성인기의 생산성 저하로 이어집니다. 비만 감소는 비전염성 질환 유병률을 낮출 수 있습니다. 또한 설사, 말라리아, 급성 호흡기 감염, 결핵, HIV[2]와 같은 감염병은 영양 관련 질환의 발생 및 사망과 관련이 있기에 세대를

2　HIV: 인간 면역 결핍 바이러스

아우르는 영양 상태 개선이 필요합니다.

모두를 위한 질 높은 교육(목표 4)

교육은 유아기 발달과 밀접한 관련이 있지만, 유아의 학습 능력 향상에는 영양이 매우 중요합니다. 영양 상태는 학생의 졸업 학년과 학업 성취도에 영향을 미치며, 특히 10대 여성의 교육에 중요한 역할을 합니다[3].

성평등 달성(목표 5)

여성의 영양 상태를 개선하면 학교에서 학습 능력이 향상되고, 직장과 사회에서 역량이 강화됩니다. 즉 영양 개선은 성평등 문제 해결에도 공헌합니다.

양질의 일자리와 경제 성장(목표 8)

영양은 지속적이고 포괄적인 경제 성장에 기여하며, 모든 사람의 생산적인 고용과 양질의 일자리를 촉진합니다. 저영양 개선을 통해 국민총생산(GNP)을 최소 8~11% 증가시킬 수 있으며, 아동의 발달 저해 예방은 성인이 된 후의 수입 증가로 이어집니다.

---

[3] 10대의 여성 교육에 미치는 영향: 특정한 영양이 결핍되면 남성보다 여성에게 더 큰 부담이 됩니다.

육상 생태계 보호(목표 15)

우리가 섭취하는 식품의 종류에 따라 온실가스 배출량이 달라집니다. 이는 식품의 생산, 가공, 유통, 조리 방식에 따라 환경에 미치는 부담이 달라진다는 뜻이기도 합니다. 그러므로 환경에 영향이 적은 식품을 선택하고 소비해야 합니다.

나가며 _ 초고령 사회와 환경 문제, 열쇠는 영양

■ 100세 시대의 건강 수명 연장

초고령 사회에서 우리는 어떻게 살아가야 할까요?

이에 대한 다양한 논의가 진행되고 있으며, 그중 거의 합의에 이른 개념이 '건강 수명의 연장'입니다. 과거에는 단순히 질병이 없는 상태를 목표로 삼았습니다. 하지만 이제는 당뇨병, 심혈관 질환, 암과 같은 만성질환이 있거나 선천적·후천적 장애를 가지고 있더라도 치료와 악화 방지에 힘쓰며 남아있는 정신적·신체적 기능을 활용하여 긍정적인 삶을 살아가려 노력합니다. 이는 곧 식사와 운동, 그리고 적극적인 사회 참여를 통해 일상생활을 개선하고, 필요하면 로봇이나 IT 같은 최첨단 기술을 활용하여 보통의 삶을 살아가며, 익숙한 지역사회 안에서 주변 사람들에게 도움이 되는 인생을 보낸다는 뜻입니다.

나이가 들면 일반적으로 미각 변화, 침 분비 감소, 소화 효소 활성 저하 등이 복합적으로 나타나 식사량이 줄고 식사 내용도 변하게 됩니다. 담백한 음식 위주로 바뀌고 유지류, 육류, 우유 및 유제품, 달걀류의 섭취량이 줄어들면서 지방뿐만 아니라 총에너지 섭취량, 단백질, 식이섬유, 비타민, 미네랄이 부족해지는 경향이 있습니다. 이른바 저영양에 빠지기 쉬운 상태가 되는 것이죠.

저영양 상태가 되면 체중이 줄고, 특히 근육량과 세포 내 수분이 감소하여 근력이 약해집니다. 또한 운동량 감소와 함께 기초대사량과 에너지 소비량도 줄어듭니다. 결국 식욕마저 떨어져 식사량이 감소하는 악순환에 빠지게 됩니다. 이러한 상태는 활력 저하, 피로감 증가, 기력 상실, 인내심 부족, 의욕 상실, 나아가 모든 일이 귀찮아지는 노쇠 상태를 초래합니다. 노쇠 상태는 건강 수명 연장을 어렵게 하므로 이를 예방하기 위해서 무엇보다 잘 먹는 것이 중요합니다.

■ 인류와 지구를 위한 건강한 식사

2024년 10월, 유엔식량농업기구(FAO)와 세계보건기구(WHO)는 '건강한 식사'에 관한 공동 성명을 발표했습니다. 그 원칙은 '충분, 균형, 적당, 다양'입니다. '충분'이란 우리 몸에서 합성되지 않는 필수 아미노산, 필수지방산, 비타민, 미네랄과 같은 필수 영양소를 충분히 섭취한다는 뜻입니다. '균형'은 섭취량과 소비량의 에너지 균형을 맞추는 동시에, 에너지 생성 영양소의 섭취 비율을 적절히 조절하는 것을 의미합니다. 성인의 섭취 에너지 비율은 단백질 10~15%, 지방 15~30%, 탄수화물 45~75%인데, 어느 한 영양소라도 이 범위를 벗어나면 결핍이나 과잉에 따른 문제가 발생할 수 있습니다. '적당'은 현재 과도한 섭취로 건강에 해로운 영향을 주고 있는 소금, 포화지방, 당분, 농약, 첨가물, 초가공식품 등의 섭취 제한을 목표로 합니다. '다양'은 서로 다른 식품군뿐만 아니라 식품군 내에서도 되도록 다양한 식품을 섭취한다는 뜻입니다. 평소 여러 종류의 식품을 골고루 섭취하는 사람이 영양소 섭취 상태가 양호하고, 사망률 및 비감염성 질환 발생률이 전반적으로 낮다고 알려져 있습니다.

그런데 우리는 일상적인 식사를 통해 다양한 영양소를 섭취하기 때문에 단순히 적절한 영양 섭취량을 아는 것만으로는 충분하지 않습니다. 실제로 이를 실현하려면 올바른 '식사 패턴'을 형성해야 합니다. '식사 패턴'은 소득, 식품 구매 가능성, 합리적인 가격 등 다양한 사회적, 경제적, 환경적 요인에 의해 결정되기 때문에 더욱 세심한 고려가 필요합니다. 특히 최근에는 식량의 생산, 유통, 가공, 조리, 소비 과정에서 발생하는 환경파괴, 온실가스 배출, 그리고 음식물 쓰레기 문제 등이 대두되고 있어서 환경에 부담을 주지 않는 식사가 되도록 주의를 기울여야 합니다. 지구의 건강을 유지하는 것이 곧 인류의 생명과 건강을 지키는 일이므로 무엇보다 중요하다 할 수 있습니다.

이제 이것으로 '영양학 강의'는 종료되었습니다. 하지만 영양학에 대한 학습은 여기서 멈추지 않기를 바랍니다. 사실 영양학은 이보다 훨씬 더 광범위하고 심오하며 흥미로운 분야입니다. 앞으로도 인체와 생명의 구조, 생활과 음식, 더 나아가 자연과 환경, 그리고 식생활에 관해 '왜 그렇지?', '왜 그렇게 되지?'라고 잠시 멈춰 서서 고민해보면 어떨까요. 아마도 그 질문에 대한 답을 영양학이 제시해줄 것입니다.

   답을 찾으면 영양학을 배우는 즐거움은 더욱 커질 것입니다.

   고맙게도 영양학은 배우면 배울수록 건강하고 행복해지며, 나아가 건강한 장수까지 얻을 수 있는 학문 분야입니다.

2024년 12월

나카무라 데이지

참고문헌

- 早瀬和利，多田司：アミノ酸・タンパク質代謝．「ネオエスカ 代謝栄養学」（横越英彦／編），pp39-53，同文書院，2005

- 新開省二：高齢者の栄養疫学，生命予後への影響．栄養－評価と治療，30：192-195，2013

- 小川純人，大内尉義：虚弱とサルコペニア，栄養状態の評価とその対策－老年症候群各論（4）．日本医事新報，4570：43-47，2011

- 野坂直久，中村丁次，他：タンパク・エネルギー低栄養（PEM）のリスクを保有する高齢者における中鎖脂肪酸摂取が血清アルブミン値に及ぼす影響．臨床栄養学学会雑誌，32：52-61，2010

- Bartali B, et al：J Gerontol A Biol Sci Med Sci, 61：589-593, 2006

- 「栄養食事療法必携 第3版」（中村丁次／編著），医歯薬出版，2005

- 「管理栄養士講座 三訂 臨床栄養学Ⅰ」（鈴木博，中村丁次／編著），建帛社，2016

- 「管理栄養士講座 三訂 臨床栄養学Ⅱ」（鈴木博，中村丁次／編著），建帛社，2016

- 「健康・栄養科学シリーズ 臨床栄養学 改訂第2版」（中村丁次，他／編著），南江堂，2016

- 「テキストブックシリーズ 臨床栄養学2 疾患と栄養編（第2版）」（近藤和雄，中村丁次／編著），第一出版，2009

- 中村丁次，他：肥満，糖尿病，腎臓病，高血圧症における食事療法の有効性に関する学術的検討．「健康食品における安全性確保を目的とした基準等作成のための行政的研究」（厚生労働科学研究食品の安心・安全性確保推進事業 平成19年度総括・分担報告書），pp41-88，2008

- 「サプリメント，『健康・栄養食品』と栄養管理」（細谷憲政，中村丁次，足立香代子／著），チーム医療，2001

- 栄養改善事業推進プラットフォーム：「2018年世界栄養報告（2018 Global Nutrition Report）」（http://njpppp.jp/wp/wp-content/uploads/2018_Global_Nutrition_Report_Executive_Summary_Japanese.pdf）